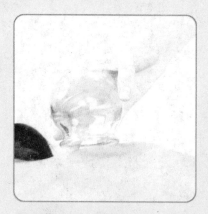
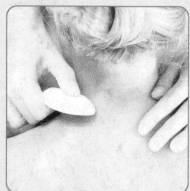
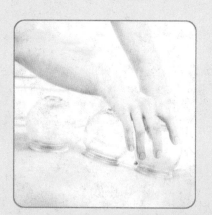
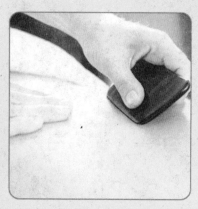

特效刮痧拔罐速查图典

TEXIAO
GUANSHA BAGUAN
SUCHA TUDIAN

罗 杰 编著

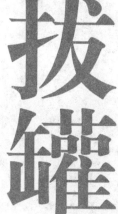

陕西出版传媒集团
陕西科学技术出版社

图书在版编目（CIP）数据

特效刮痧拔罐速查图典/罗杰编著. —西安：陕西科学技术出版社，2013.11
ISBN 978-7-5369-5972-9

Ⅰ.①特… Ⅱ.①罗… Ⅲ.①刮搓疗法—手册 ②拔罐疗法—手册 Ⅳ.①R244-62

中国版本图书馆 CIP 数据核字（2013）第 251230 号

特效刮痧拔罐速查图典

出 版 者	陕西出版传媒集团　陕西科学技术出版社
	西安北大街 131 号　邮编　710003
	电话 (029) 87211894　传真 (029) 87218236
	http://www.snstp.com
发 行 者	陕西出版传媒集团　陕西科学技术出版社
	电话 (029) 87212206　87260001
印　　刷	北京建泰印刷有限公司
规　　格	710×1000 毫米　16 开本
印　　张	14.5
字　　数	215 千字
版　　次	2014 年 3 月第 1 版
	2014 年 3 月第 1 次印刷
书　　号	ISBN 978-7-5369-5972-9
定　　价	19.80 元

版权所有　翻印必究

前言 Foreword

拔罐和刮痧，是我国传统医学中一种重要的诊治方法，深受中外医学界的推崇和喜爱。它们根据我国传统医学中的经络理论，通过遍布人体的各种穴位，明确人体各种器官与穴位之间的联系，并针对不同情况运用拔罐、刮痧等医疗方法来达到治病祛疾的目的。拔罐和刮痧具有疗效显著、副作用少的优点，已被古今中外临床实践所证实，即使是在西医盛行的现代社会，仍旧大放异彩。

刮痧和拔罐如同祖国传统医学中灿烂夺目的明珠，数千年来经久不衰。不过，虽然人们对这两种疗法越来越重视，传统自然疗法越来越受到人们的青睐。但对于穴位的找寻，刮痧、拔罐的方法技巧等，普通老百姓们并不能很好的掌握，基于此，我们特地编写了《特效刮痧拔罐速查图典》一书。

《特效刮痧拔罐速查图典》从内容上分为上、下两篇。分别从刮痧、拔罐两方面详细地介绍了拔罐和刮痧的中医原理、基本常识、取穴方法、操作技巧、选经配穴，以及针对美颜健体、不同人群、不同疾病的治疗方法。本书内容通俗易懂，无论您有没有中医基础，都能一看就懂，一学就会，一用就灵。本书所选用的这些方法适合家庭使用，只要一人学会，全家都受益。读者通过拔罐、刮痧会诊病，会疗疾，会防病，会美容，会养生，不仅为自己，也为家人解急时之需，疗身体之疾。

本书相比同类书，还具有以下两方面的优点：第一，采用了能让读者易读、易学、易懂的图文对应形式。只要您按照本书的文字解释、图注穴位，就能轻松找准穴位，快速对症施治，做好居家自疗。第二，本书既说明了穴位的使用方法，又说明了穴位的使用原则，让您能触类旁通、举一反三。通过本书，您不仅能学会如何治好某个具体的病症，还能在遇到同类情况的时候,知道如何灵活处理。

对于很多常见病,在家里面诊治既能省去高额的治疗费用和长期跑医院的烦恼,还能为病人营造一个舒适安心的治疗环境。《特效刮痧拔罐速查图典》是一本专门写给老百姓看的家庭自助式健康读本。既适合健康人也适合亚健康群体以及疾病康复期的恢复治疗,是非常适合居家操作的自疗方法。看完本书,相信您收获的不仅仅是知识,更有养生的大智慧。

编 者

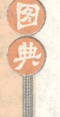

目录

上篇　刮去病痛，走近健康

第一章

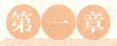

从零开始学刮痧

刮痧疗法的昨日今天 /002	并非人人都能采用刮痧疗法 /006
刮痧长盛不衰的原因 /004	刮痧时需注意的几个事项 /007
通过痧痕、痧象看健康 /005	刮痧反应的处理方法 /008
刮痧最适合治这些病 /006	

第二章

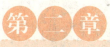

不可不知的刮痧技巧

科学的刮痧手法与顺序 /009	刮痧时必须掌握的操作要领 /011
刮痧前需要准备的用具 /009	人体各部位的刮痧方法 /012
选择适合自己的刮痧体位 /010	

特效刮痧拔罐速查图典

特效刮痧拔罐速查图典

第三章 刮痧疗法的选经配穴

解开经络腧穴的神秘面纱	/019	补泻手法在刮痧中的正确运用	/049
了解人体的十二经络	/020	刮痧常用的取穴方法	/050
刮痧最常用到的130个穴位	/028	顺着经络刮痧最有效	/051

第四章 美颜健体刮痧法

润肤养颜	/053	明目亮眸	/061
保湿美白	/055	纤腰塑身	/062
防衰抗皱	/057	瘦腿美体	/064
丰胸健肌	/058	消疮祛痘	/065
乌发润发	/059		

第五章 常见病症的刮痧疗法

落枕	/067	坐骨神经痛	/072
颈椎病	/068	类风湿性关节炎	/074
肩周炎	/069	足跟痛	/075
腰痛	/070	感冒	/076
腰椎间盘突出症	/071	失眠	/077

目 录

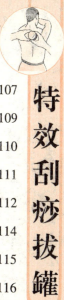

健忘	/078	急性乳腺炎	/107
头痛	/080	子宫脱垂	/109
三叉神经痛	/081	产后腹痛	/110
面肌痉挛	/082	百日咳	/111
肋间神经痛	/083	小儿惊厥	/112
多发性神经炎	/084	小儿疳积	/114
神经衰弱	/085	小儿夜啼	/115
胃痛	/087	小儿遗尿	/116
便秘	/088	小儿流涎	/117
痔疮	/089	小儿腹泻	/118
脱肛	/090	近视	/119
胆石症	/091	远视	/120
泌尿系感染	/092	弱视	/121
前列腺炎	/093	老年性白内障	/123
遗精	/094	青光眼	/124
阳痿	/095	耳鸣	/125
早泄	/097	鼻炎	/126
高血压	/098	扁桃体炎	/128
低血压	/099	牙痛	/129
冠心病	/100	湿疹	/130
月经不调	/101	带状疱疹	/131
痛经	/102	荨麻疹	/132
闭经	/103	神经性皮炎	/133
带下病	/105	皮肤瘙痒症	/134
慢性盆腔炎	/106	斑秃	/135

下篇　养生拔罐，病去一半

第一章

▶ 一用就灵的拔罐养生

源远流长的拔罐疗法　/ 138	拔罐也有禁忌证　/ 141
为什么拔罐可以治病　/ 139	拔罐的七大注意事项　/ 142
拔罐疗法的神奇功效　/ 139	拔罐的异常反应及处理方法　/ 143
哪些人群适宜拔罐疗法　/ 140	

第二章

▶ 一看就懂的拔罐技巧

盘点常用的拔罐手法　/ 145	了解拔罐的常用体位　/ 152
行之有效的操作方法　/ 149	出现瘀血点说明什么　/ 154
拔罐疗法的操作要点　/ 151	

目 录

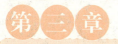

教你快速变成拔罐能手

选择适合你的拔罐工具	/156	拔罐与腧穴的关系	/159
拔罐疗法的辅助材料	/157	掌握拔罐的取穴原则	/160
拔罐前要做好准备工作	/158	拔罐常用穴位一览	/162

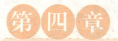

养生保健拔罐法

愉悦情绪	/164	祛斑防皱	/165
减压解郁	/164	消痤美肤	/165
聪颖睿智	/164	护发美发	/166
强身健体	/164	戒烟醒酒	/166
瘦身美体	/165	预防晕车	/166

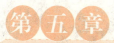

常见病症的拔罐疗法

感冒	/167	胃下垂	/174
肺炎	/169	便秘	/176
冠心病	/170	肝炎	/177
心绞痛	/172	肝硬化	/179
胃炎	/173	脂肪肝	/180

特效刮痧拔罐速查图典

胆囊炎	/181	腰肌劳损	/203
肾炎	/182	风湿性关节炎	/204
贫血	/184	月经失调	/206
高血压	/185	子宫脱垂	/207
高脂血症	/187	妊娠剧吐	/209
低血压	/188	更年期综合征	/210
糖尿病	/189	阳痿	/211
三叉神经痛	/191	早泄	/212
头痛	/193	小儿腹泻	/213
偏头痛	/195	小儿肺炎	/215
神经衰弱	/196	小儿厌食症	/216
失眠	/198	小儿遗尿	/218
肩周炎	/200	过敏性鼻炎	/219
颈椎病	/201	慢性咽炎	/220

上篇

刮去病痛，走近健康

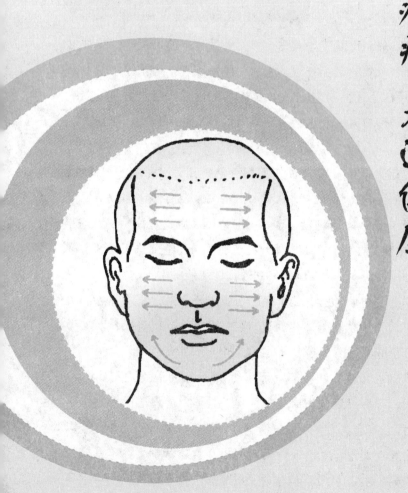

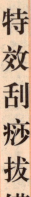

第一章
从零开始学刮痧

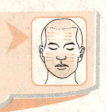

 刮痧疗法的昨日今天

　　刮痧治病是长期以来，我国劳动人民在与疾病做斗争的过程中，总结出来的一套独特而且行之有效的治疗方法。它以中医基础理论为指导，施术于皮肤、经络、穴位和病变部位，把阻滞在人体内的病理性代谢产物通过皮肤排泄出来，使病变的器官、组织及细胞得到氧气的补充而活化，从而预防疾病，促进机体康复。

　　刮痧疗法是指应用光滑的硬物器具或手指、金属针具、瓷匙、古钱币、玉石片等，蘸上食用油、凡士林、白酒或清水，在人体表面特定部位，反复进行刮、挤、揪、捏、刺等物理刺激，造成皮肤表面瘀血点、瘀血斑（痧痕），通过刺激体表皮肤及经络，改善人体气血流通，从而达到扶正祛邪、调节阴阳、活血化瘀、清热消肿、软坚散结等功效。

　　刮痧疗法起源于远古时期，已有几千年的历史。砭石是大家所熟悉的最原始的刮痧工具，它的作用是在人体表面进行压、刮、划、刺等操作。据考古资料记载，砭石最早应用于新石器时代。

　　刮痧治病的记录起初见于《扁鹊传》。到了唐朝时，人们就运用萱麻来刮治疾病。发展到明代，刮痧治病的记录更加详尽、具体，《医学正传》中记载："治痧证，或先用热水蘸搭臂膊而以萱麻刮之，甚者针刺十指出血，或以香油灯照视胸背，有红点处皆烙之。"这种刮痧法在中医古籍中又称"戛掠"。古人注解说："戛，历刮也。"可见，戛就是刮的意思。到了清代，不仅刮痧操作方法更加详尽，而且还有刮痧的运用及各种痧证的辨证。郭志邃在《痧

上篇　刮去病痛，走近健康

胀玉衡》中就记载有各种痧证的辨证。在具体操作上，"刮痧法，背脊颈骨上下，又胸前胁肋面背肩，臂痧，用铜钱蘸香油刮之，或用刮舌抿子蘸香油刮之；头额，腿上痧用棉纱线或麻线蘸香油刮之。"吴师机在《理瀹骈文》中也记载了刮痧的运用："阳痧腹痛，莫妙以瓷汤匙蘸香油刮脊，盖五脏之系，咸在于脊，刮之则邪气随降，病自松解。"此外，刮痧疗法还见于《松峰说疫》《串雅外编》《七十二种痧证救治法》《养生镜》《验方新编》等书中。

在刮痧疗法中，有刮痧、放痧、扯痧、淬痧、拍痧等不同治疗方法，这些刮痧方法至今仍然应用于临床实践，广泛流传于民间。如灯火灸（淬痧疗法）治疗腮腺炎具有效果佳、疗程短、经济等优点，操作是用灯心草蘸油，点燃后，对准角孙穴烧燃，一接触到皮肤就立刻离开，往往可以听到十分清脆的爆响声。操作手法要快，其动作要求和施术方法与淬痧疗法完全相同。

17世纪至20世纪初，刮痧疗法不但在民间广泛流传、应用，而且开始为医学界不少名家所重视，治疗范围不断扩大，方法不断改进，其工具也日益丰富多样，并得到更大、更广泛的普及。如刮法有：羚羊角刮法、瓷器刮法、手指刮法、木针刮法、刮舌抿子刮法、盐刮法、棉线刮法、铜币刮法等。

20世纪60年代初，我国中医研究人员对刮痧疗法进行继承及整理，出版了《刮痧小册子》。在"文化大革命"期间，中医事业遭到极大破坏，刮痧疗法也同样受到破坏。改革开放后，随着国家政策调整，中医学也得到了发展。刮痧疗法逐渐与现代医学结合，得到长久的发展。

台湾省著名预防医学专家吕季儒教授在前人基础上不断改进，创造出经络刮痧法。在吕季儒教授循经走穴刮痧疗法的基础上，一些中医界有识之士不仅丰富了刮痧的内容，而且将生物全息医学理论运用于刮痧实践中，总结出刮拭局部器官的不同区域，达到治疗全身疾病的刮痧方法，称为全息刮痧疗法。将刮痧疗法推进到一个更新的发展阶段。

由于历史上的各种原因，刮痧这种实用技术过去常常被看作是医道小技，难登大雅之堂。近几年来，维护人体自然生态、无毒副作用、疗效确切的绿色疗法越来越受到欢迎，刮痧疗法也受到社会的广泛青睐，成为一种自我保健、家庭医疗的济世良法，逐步发展成为一门独特的临床保健治疗学科。

刮痧长盛不衰的原因

刮痧疗法一直以来长盛不衰，深受人们欢迎。归结起来，刮痧疗法作用于人体主要有以下几点好处：

排毒养颜

（1）**利尿排毒**。通过刮拭肾经、膀胱经等部位，并在治疗前后各饮一杯温开水，可产生良好的利尿排毒作用。

（2）**发汗排毒**。应用具有发汗解表作用的挥发性刮痧油进行刮痧按摩，能促使毛孔开张、汗液排泄，加快新陈代谢，以利于体内毒素、废物的排出。

（3）**清理毒素**。刮痧疗法使血管、神经受到刺激，血管扩张，局部组织充血，血液及淋巴液循环加快，巨噬细胞吞噬作用及转运能力增强，从而加速对体内毒素、废物的清理。

除瘀散结

（1）**舒筋通络**。刮痧是消除疼痛和肌肉紧张痉挛的有效方法，主要机制为：

①刮痧能加强局部血液循环，使局部温度升高。

②刮痧的直接刺激提高了局部组织的痛阈。

③紧张或痉挛的肌肉通过刮痧的作用得以舒展，从而解除紧张痉挛，消除疼痛。

（2）**活血化瘀**。刮痧能促进被刮拭部位血液循环，增加组织的血流量。

消炎祛邪

（1）**清热解毒**。通过刮拭，可使体内邪气通达于体表，排出体外，达到清热解毒的作用。

（2）**温经散寒**。刮拭作用产生的温热刺激，可以加速血运，使毛孔开张，寒邪透出。

（3）**消炎止痛**。刮痧后出现的出痧反应形成一种自体溶血现象，称溶血反应。这种良性刺激，可以使免疫功能增强，提高机体抵御疾病的能力。

上篇　刮去病痛，走近健康

平衡阴阳

（1）调整阴阳。刮痧疗法运用腧穴配伍及刮拭手法调和阴阳，使机体恢复"阴平阳秘"的状态。

（2）信息调整。刮痧疗法作用于体表特定部位，产生相应的生物信息，通过信息传递系统输入到有关脏器，对失常的生物信息加以调整，从而起到调整病变脏器功能的作用。

（3）调节神经。刮痧疗法通过神经作用于大脑，调整大脑兴奋与抑制状态，维持内分泌系统平衡。

通过痧痕、痧象看健康

经刮痧治疗后，皮肤会对这种刺激产生各种反应，主要是皮肤颜色和形态变化，这种现象称为痧痕。常见的痧痕包括体表局部潮红、紫红或紫黑色瘀斑，小点状紫红色疹子，并常伴有不同程度的热、痛。皮肤的这种变化可持续1天至数天，凡有病原之处，只要刮治数分钟，便可见微红，红花杂点，重则成斑，甚至青黑斑块，触之略有阻碍或隆凸感。较严重之黑斑块，刮拭时会有痛感。如无病痛，则无反应，亦不觉疼痛。

痧痕出现的部位和痧痕本身的形态不同，对疾病的诊断、治疗、病程及预后判断有一定的临床指导意义。痧痕鲜红色，呈点状，多为表征，病程短，病情轻，预后多良好；痧痕暗红色，呈片状或瘀块，多为里证，病程长，病情重，预后差。随着刮痧的治疗，痧痕的颜色由暗变红，由斑块变成散点，说明病情正在好转，治疗有效。

至于痧象，则代表着一切疾病在体表的病理性反应，而刮痧疗法就是利用边缘润滑物体（刮具），或手指，或针具，在人体体表特定的刺激部位或穴位上，施以反复的刮拭、捏提、揪挤、挑刺等手法，使皮肤出现斑片状或点片状瘀血（痧痕），以达到疏通经络、调节脏腑、恢复生理状态、扶正祛邪、排泄毒素、退热解惊、开窍醒神、祛除疾病的目的。

刮痧最适合治这些病

刮痧疗法临床应用广泛，适用于内、外、妇、儿、五官等各科，如消化系统、循环系统、呼吸系统等，刮痧疗法不但适用于疾病的治疗，还适用于预防疾病和保健强身。

（1）呼吸系统疾病。如感冒、咳嗽、气管炎、哮喘、肺炎等。

（2）消化系统疾病。如胃病、反胃、呃逆、吐酸、呕吐、急性胃炎、胃肠神经官能症、肠道易激综合征、便秘、腹泻、腹痛等。

（3）泌尿系统疾病。如泌尿系统感染、尿失禁、膀胱炎等。

（4）神经系统疾病。如眩晕、失眠、头痛、多汗症、神经衰弱、抑郁症、坐骨神经痛等。

（5）心血管系统疾病。如心悸、高血压等。

（6）运动系统疾病。如腱鞘炎、腕管综合征、网球肘、落枕、肩痛、肋间神经痛、腰痛、急性腰扭伤、腰椎间盘突出症、梨状肌综合征等。

（7）妇科系统疾病。如月经不调、痛经、闭经、经期发热、经期头痛、经前期综合征、更年期综合征、产后缺乳、急性乳腺炎等。

（8）五官疾病。如牙痛、咽喉肿痛、三叉神经痛、急性鼻炎、鼻出血、耳鸣、失音等。

（9）内分泌系统疾病。如糖尿病等。

（10）其他。如中暑、水肿、保健等。

并非人人都能采用刮痧疗法

刮痧疗法尽管可以应用于治疗多种病症，但是也有慎用证和禁忌证。

（1）有出血倾向的疾病，忌用本法治疗或慎用本法治疗。如血小板减少性疾病、过敏性紫癜、白血病等。

（2）凡危重病症，如急性传染病、重症心脏病等，应立即住院治疗。如果没有其他办法，可用本法进行暂时急救，以争取抢救时间和治疗机会。

上篇　刮去病痛，走近健康

(3) 新发生骨折的部位不宜刮痧，必须待骨折愈合后方可在患部刮痧。外科手术瘢痕处在手术2个月后方可局部刮痧。恶性肿瘤患者手术后、瘢痕处慎刮。

(4) 皮肤病如疖肿、痈疮、瘢痕、溃烂、性传播疾病及皮肤不明原因的包块等，不宜直接在病灶部位刮拭。

(5) 年老体弱者、空腹、妊娠妇女的腹部、妇女经期下腹部、女性面部忌用大面积泻法刮拭。

(6) 对刮痧恐惧或过敏者，忌用本法。

(7) 孕妇、妇女经期，禁刮下腹部及三阴交穴、合谷穴、足三里穴等穴位。

刮痧时需注意的几个事项

(1) 刮痧治疗时应注意室内保暖，尤其是在冬季，应避寒冷与风口。夏季刮痧时，应回避风扇直接吹刮拭部位。

(2) 一般原则是先刮头颈部、背腰部，再刮胸腹部，最后刮四肢和关节部。每个部位一般先刮阳经，后刮阴经；先刮拭身体左侧，后刮拭身体右侧。

(3) 顺一个方向刮拭，不要来回刮，原则上由上而下，由内向外。面部由内侧刮向外侧，头部由头顶向周围，项部由上向下外，背腰部由上而下、由内向外，胸部由内向外，腹部由上而下，四肢由上而下。刮完一处之后，再刮另一处，不可无次序地东刮一下、西刮一下。以皮肤出现痧痕为度，不可强求出痧。

(4) 用泻刮或平补平泻手法刮痧时，每个部位一般刮拭时间在3～5分钟；用补刮手法刮痧时，每个部位刮拭时间为5～10分钟。通常选3～5个部位刮拭。对一些不出痧或出痧较少的患者，不可强求出痧。

(5) 体弱年迈、儿童、特别紧张怕痛的患者，宜用补法刮拭。注意随时观察患者的面色表情及全身情况，以便及时发现和处理意外情况。

(6) 病情重、病灶深但体质好，或疼痛性疾病患者，宜用泻法或平补平泻法刮拭。病情轻、病灶浅但体质较差的患者，宜用补法。冬季或天气寒冷时，刮痧时间宜稍长，夏季或天气热时刮痧时间宜缩短。

（7）前一次刮痧部位的痧痕未退之前，不宜在原处再次刮痧，再次刮痧需间隔3~6天，以皮肤上痧痕消退为标准。一般3~5次为一个疗程。

（8）凡肌肉丰满处（如背部、臀部、胸部、腹部、四肢），宜用刮痧板的横面（薄面、厚面均可）刮拭。关节处、手指脚趾部、头面部等肌肉较少、凹凸较多处，宜用刮痧板棱角点按。

（9）刮拭完毕后，宜饮一杯开水，以利于排毒。

刮痧反应的处理方法

刮痧后皮肤表面出现红、紫、黑斑（痧痕），临床上称为出痧，是一种正常刮痧治疗效应，数天即可自行消失，无须做特殊处理。刮痧后1~2天，刮拭的皮肤部位出现轻度疼痛、发痒、蚁走感，自感体表冒冷、热气，皮肤表面出现风疹样变化等情况，均属正常现象。

在刮痧过程中，如果患者出现头晕、目眩、心慌、出冷汗、面色苍白、四肢发冷、恶心欲吐或神昏扑倒等晕刮现象，应及时停止刮拭，迅速让患者平卧，取头低足高位。让患者饮一杯温糖开水，并注意保暖。迅速用刮痧板刮拭患者百会穴（重刮）、人中穴（棱角轻刮）、内关穴（重刮）、足三里穴（重刮）、涌泉穴（重刮）。静卧片刻，即可恢复。

应注意预防晕刮。如初次接受刮痧治疗、精神过度紧张或身体虚弱者，应做好解释工作，消除患者对刮痧的顾虑，同时手法要轻，即用补法。若饥饿、疲劳、大渴时，不要刮痧，应待进食、休息、饮水后再刮痧。医者在刮痧过程中要精神专注，随时注意患者的神色，询问患者的感受，一旦患者有任何不适情况，应当及时采取处理措施，防患未然。

上篇　刮去病痛，走近健康

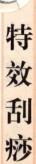

第二章
不可不知的刮痧技巧

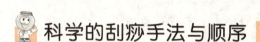

科学的刮痧手法与顺序

（1）**拿刮板法**。手握刮板，治疗时用刮板厚的一端刮拭，保健时用刮板薄的一端刮拭。

（2）**刮拭方向**。颈、背、腹、上肢、下肢部从上向下刮拭，胸部从内向外刮拭。

（3）**刮拭角度**。根据不同的需要，刮板与皮肤保持45°～90°进行刮痧。

（4）**刮痧须知**。刮痧时用力应均匀（包括上下、内外、左右），刮痧部位应尽量拉长。

（5）**点按刮拭法**。骨骼、关节部位、肌肉丰满部位、需要点穴的部位，用刮痧板棱角点按刮拭。

（6）**补刮、泻刮、平补平泻手法**。补刮、泻刮、平补平泻刮法主要根据刮痧的力量和速度来区分。

刮痧前需要准备的用具

刮痧的工具有很多，如同刮痧法一样，用具也十分简单、方便，刮痧常见的工具主要有以下两大类：

刮痧板

只要是边缘比较圆滑的东西，如梳子、搪瓷杯盖等，都可以用来刮痧。当然，如果长期使用或作为治疗，应使用专为刮痧制作的正规刮痧板。有条件的人，最好选用天然水牛角为材料制成的刮痧板。水牛角刮痧板有以下特点：

（1）纯天然、无副作用，光滑、美观、不易损坏等优点，更加体现了自然刮痧之法的特点，避免了其他类别器械所造成的疼痛、皮肤伤害、静电等不良反应。

（2）根据人体表面生理结构特点设计，既可尽最大可能满足人体各个部位刮痧，又可作为点穴、手指关节部位点按、足底穴位按摩、全身按摩等的理想保健治疗工具。对人体肌表无毒性刺激和化学不良反应。水牛角本身也是一种中药，具有发散行气，活血化瘀的作用。

刮痧润滑剂

在开展刮痧之前，为了有效防止划破刮拭部位的皮肤，需要在皮肤表面涂一层润滑剂，如麻油、色拉油都可以作为润滑剂使用。同样也最好使用专为刮痧目的而生产的刮痧润滑剂。专用的刮痧润滑剂除包含普通刮痧油的特性与功能外，还具有改善血液循环、促进新陈代谢、润滑人体皮肤、活血化瘀、消炎止痛及增强疗效等作用，具有功效强、用量省等特点。除刮痧外，还可用作按摩、拔罐、足疗、美容、护肤之佳品。

选择适合自己的刮痧体位

刮痧时体位的选择，应以医者能够正确取穴，施术方便，患者感到舒适、自然，并能持久配合为原则。常用的体位有以下几种：

（1）仰卧位。适用于胸腹部、头部、面部、颈部、四肢前侧刮痧。

（2）俯卧位。适用于头、颈、肩、背、腰、四肢后侧刮痧。

（3）侧卧位。适用于侧头部、面颊一侧、颈项、侧腹部、侧胸部、上下肢外侧刮痧。

（4）仰靠坐位。适用于前头、颜面、颈前、上胸部刮痧。

（5）俯伏坐位。适用于头顶、后头、项背部刮痧。

（6）侧伏坐位。适用于侧头、面颊、耳部刮痧。

上篇　刮去病痛，走近健康

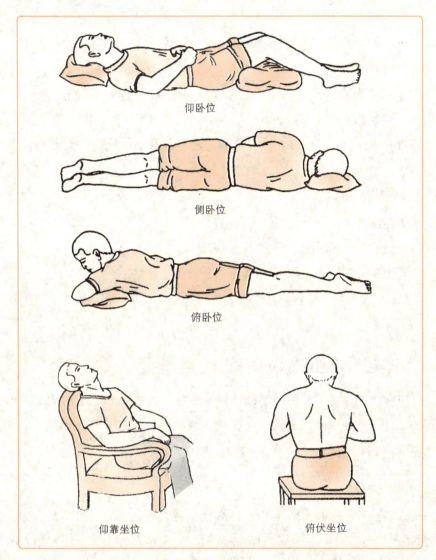

仰卧位

侧卧位

俯卧位

仰靠坐位　　　　　　　　俯伏坐位

特效刮痧拔罐速查图典

刮痧时必须掌握的操作要领

中医刮痧疗法，是中国传统的自然疗法之一。通过刮痧，可以扩张毛细血管，增加汗腺分泌，促进血液循环，调整经气，解除疲劳，增加免疫功能的保健养生功效。需注意的是，刮痧时需要掌握操作要领，以便使刮痧功效最大化。

（1）原则为自上而下，由内而外，先左后右，先阳后阴，先轻后重，单方向刮拭。头、胸、背、四肢采用自上而下、由内而外刮拭；面部采用自下而上、由内而外刮拭。

（2）顺序为头—顶—肩背—腰臀；颈—胸—腹；上肢—下肢。

（3）脏腑病变应先背后腹，前后对刮，表里相配。例如胃病需要刮痧时：后——胃俞穴，前——中脘穴。下肢静脉曲张、肿胀、脏腑下垂的相应部位必须倒刮，即由下而上。

（4）刮痧的时间。

①治疗性刮痧，一般不超过半小时，每次只治疗一种疾病。

②保健性刮痧，时间不超过45分钟。

③间隔3~7日，以痧痕退尽为准，严禁痧上加痧。

④5~10次为一个疗程，慢性病要长一些。疗程之间，间隔3~5日。

人体各部位的刮痧方法

针对身体部位变化不断调节刮痧时的手法，才能更好地全面地刮拭到全身每个部位。常见的刮痧手法有边揉法、解揉法，等等。下面列举一下身体各部位的刮痧手法。

头部的刮法

头部刮拭可治疗和预防脑血管、脑栓塞等意外后遗症、神经衰弱、头痛（各种类型）、高血压、眩晕、记忆力减退、头发早白、感冒、脱发等。能有效改善头部血液循环、疏通全身阳气。

（1）头部两侧刮拭以头两侧太阳穴开始至风池穴，经过的穴位包括头维穴、颔厌穴、悬颅穴、悬厘穴、率谷穴、天冲穴、浮白穴、脑空穴等。

（2）头部前刮拭以百会穴开始至前头发际，经过的穴位包括前顶穴、通天穴、囟会穴、上星穴、神庭穴、承光穴、五处穴、曲差穴、正营穴、当阳穴、头临泣穴等。

（3）头部后刮拭以百会穴开始到后头发际，经过的穴位包括后顶穴、络

上篇 刮去病痛，走近健康

却穴、强间穴、脑户穴、玉枕穴、脑空穴、风府穴、哑门穴、天柱穴等。

（4）全头部刮拭以百会穴为中心呈放射状向全头部刮拭。经过全头穴位和运动区、感觉区、言语区、晕听区、视区、胃区、胸腔区、生殖区等。

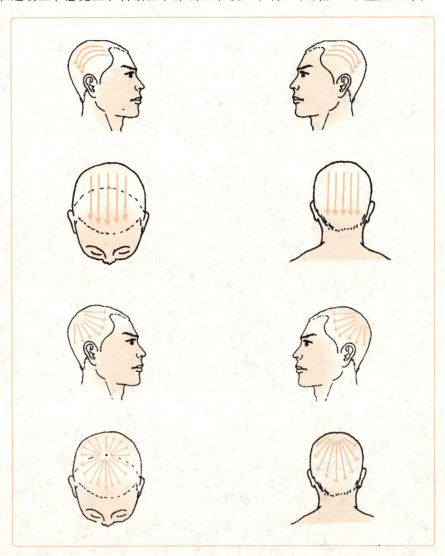

头部的刮法

面部的刮法

面部刮痧不但可以治疗眼病、鼻病、耳病、面瘫、口腔疾病、雀斑、痤

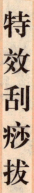

疮等，还有养颜、祛斑、美容、抗衰老之功效。

（1）前额部刮拭：前额由前正中线分开，两侧分别由内向外刮拭，前额包括前发际与眉毛之间的皮肤。经过的穴位有印堂穴、攒竹穴、鱼腰穴、丝竹空穴等。

（2）两颧部刮拭（承泣穴至巨髎穴，迎香穴至耳门穴、耳宫穴区域）：分别由内向外刮拭，经过的穴位有承泣穴、四白穴、颧髎穴、巨髎穴、下关穴、听宫穴、听会穴、耳门穴等。

（3）下颌部刮拭：以承浆穴为中心，分别由内向外上刮拭。经过的穴位有承浆穴、地仓穴、大迎穴、颊车穴等。

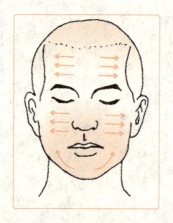

面部的刮法

颈部的刮法

人体颈部有六条阳经通过，其中精髓直接通过督脉灌输于脑，颈部是必经之路，所以经常刮拭颈部，具有育阴潜阳，补益人体正气，防治疾病的作用，可主治颈椎病、感冒、头痛、近视、咽炎等症。

（1）刮督脉颈项部分从哑门穴刮到大椎穴。

（2）刮拭颈部两侧到肩从风池穴起经肩井穴、天髎穴到巨骨穴。

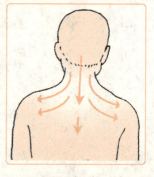

颈部的刮法

背部的刮法

背部刮拭可治疗全身五脏六腑病症，冠心病、心绞痛、心肌梗死、心律失常等可刮拭心俞穴；心脏疾病、支气管哮喘、肺气肿、咳嗽等肺脏疾病可刮拭肺俞穴。背部刮痧包括胸椎部、腰椎部和骶椎部的刮痧法。

（1）刮拭背部正中线：（督脉胸椎、腰椎和骶椎循行部分）：从大椎穴到长强穴。

（2）刮拭背部两侧：（包括胸椎、腰椎和骶椎两侧）：主要刮拭背部足太阳膀胱经循行的路线，即脊柱旁开1.5寸和3寸的位置。

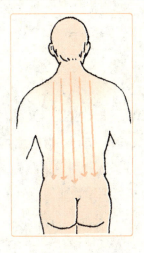

背部的刮法

胸部的刮法

胸部主要有心、肺二脏。胸部刮拭，可以治疗心、肺疾患。如冠心病、慢性支气管炎、支气管哮喘、肺气肿等。另外可预防和治疗妇女乳腺炎、乳腺癌等病症。

（1）刮拭胸部正中线：从天突穴经膻中穴向下刮至鸠尾穴。用刮板角部自上而下刮拭。

（2）刮拭胸部两侧：从正中线由内向外刮，先左后右，用刮板整个边缘由内向外沿肋骨走向刮拭。中府穴处宜用刮板角部从上向下刮拭。

特效刮痧拔罐 速查图典

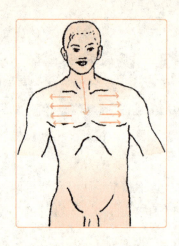

胸部的刮法

腹部的刮法

腹部刮拭可治肝胆、脾胃、肾与膀胱、大肠、小肠病变。如胆囊炎、慢性肝炎、胃与十二指肠溃疡、胃痛、呕吐、消化不良、慢性肾炎、前列腺炎、便秘、泄泻、月经失调、卵巢囊肿、更年期综合征、不孕症等。

（1）刮拭腹部正中线（腹部任脉循行部分）：从鸠尾穴经中脘穴、关元穴至曲骨穴。

（2）刮拭腹部两侧：从幽门穴、不容穴、日月穴，经天枢穴、肓俞穴至气冲穴、横骨穴。

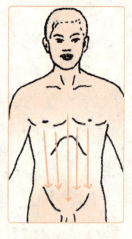

腹部的刮法

膝关节的刮法

主治膝关节的病变，如风湿性关节炎、膝关节韧带损伤、肌腱劳损等。另外对腰背部疾病、胃肠疾病也有一定的治疗作用。

（1）膝眼刮拭：刮拭前先用刮板的棱角点按膝眼。

（2）膝关节前部刮拭：膝关节以上部分从伏兔穴刮至梁丘穴，膝关节以下部分从犊鼻穴刮至足三里穴。

（3）膝关节内侧部刮拭：从血海穴刮至阴陵泉穴。

上篇　刮去病痛，走近健康

(4) 膝关节外侧部刮拭：从膝阳关穴刮至阳陵泉穴。

(5) 膝关节后部刮拭：委中穴可重刮。

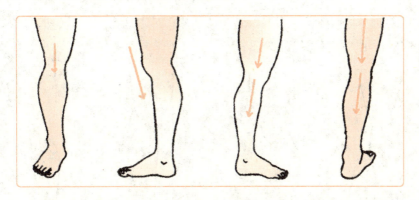

膝关节的刮法

四肢的刮法

四肢刮痧可治疗全身病症，如手太阴肺经主治肺脏病症，足阳明胃经主治消化系统病症。四肢肘、膝以下穴位可主治全身疾病。

(1) 上肢内侧部刮拭：从上向下经过手三阴经即手太阴肺经、手厥阴心包经、手少阴心经刮拭。

(2) 上肢外侧部刮拭：从上向下经过手三阳经即手阳明大肠经、手少阳三焦经、手太阳小肠经刮拭。

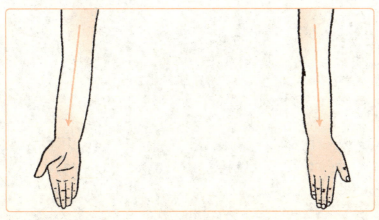

上肢刮痧法

（3）下肢内侧部刮拭：从上向下经过足三阴经即足太阴脾经、足厥阴肝经、足少阴肾经刮拭。

（4）下肢前面部、外侧部、后面部刮拭：从上向下经过足阳明胃经、足少阳胆经、足太阳膀胱经刮拭。

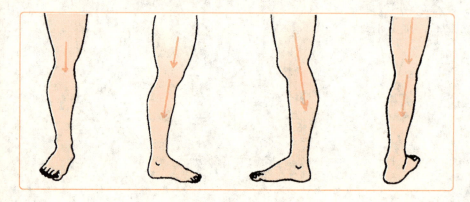

下肢刮痧法

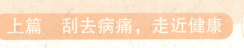

上篇 刮去病痛，走近健康

第三章
刮痧疗法的选经配穴

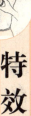

 解开经络腧穴的神秘面纱

经络和腧穴是两个分开但又有密切关联的概念。经络学说是祖国医学理论的重要组成部分。《黄帝内经》关于经络的记载说，它内属于脏腑，外络于肢节，沟通内外，贯串上下，将人体各部的组织器官联系成为一个有机的整体，并借以运行气血，营养全身，使人体各部的功能活动得以保护协调和相对平衡。

经络是运行气血的通路。经和络既有联系又有区别。经指经脉，犹如途径，贯通上下，沟通内外，是经络系统中的主干；络为络脉，它譬如网络，较经脉细小，纵横交错，遍布全身，是经络系统中的分支。

腧穴又叫穴位，是人体脏腑经络气血输注于体表的特定部位。"腧"是转输、输注的意思；"穴"是孔隙、聚集的意思。腧穴是按摩重点施术的作用点，传统记载的361个穴位分别归属于人体主要的14条经脉，分布在14条经脉上的穴位称为"经穴"，未列入14经系统的称为"奇穴"；没有一定的名称和位置的压痛点或其他反应点叫"阿是穴（此穴位于病变附近，无具体位置，以压痛点或反应点为准）"。穴位具有运输气血，沟通脏腑等作用。

中医的刮痧疗法，主要是根据某一经络或某一脏腑的病变，而在病变的附近或按经脉循行部位上取穴，通过刮痧手法刺激，以调整经络气血的功能，从而达到治病的目的。由此可见，经络腧穴对刮痧疗法具有十分重要的临床意义。

了解人体的十二经络

十二经脉是经络学说的主要内容。"十二经脉者,内属于府藏,外络于肢节",这概括说明了十二经脉的分布特点:内部,隶属于脏腑;外部,分布于躯体。又因为经脉是"行血气"的,其循行有一定方向,就是所说的"脉行之逆顺",后来称为"流注";各经脉之间还通过分支互相联系,就是所说的"外内之应,皆有表里"。

十二经脉名称表

	阴经(属脏)	阳经(属腑)	循行部位	
手	太阴肺经	阳明大肠经		前线
	厥阴心包经	少阳三焦经	上肢	中线
	少阴心经	太阳小肠经		后线
足	太阴脾经	阳明胃经		前线
	厥阴肝经	少阳胆经	下肢	中线
	少阴肾经	太阳膀胱经		后线

手太阴肺经

手太阴肺经循行于腹部中焦,向下与大肠联络。然后沿着胃的上口向上通过膈肌入胸,归属于肺脏。由肺沿气管上行,继而横行出于腋窝下面,再行经于上肢掌面桡侧至手,上于拇指端桡侧少商穴;由腕后分出的一个支脉,走向示指端,与大肠经相通。

手厥阴心包经

手厥阴心包经起于胸中,出属心包络,向下通过横膈,从胸至腹依次联络上、中、下三焦。胸部支脉沿着胸中,出于胁部,至腋下3寸处(天池),上行到腋窝中,沿上臂内侧,行于手太阴和手少阴之间,进入肘窝中,向下行于前臂两筋(掌长肌腱与桡侧腕屈肌腱)的中间,进入掌中,沿着中指到指端(中冲穴);掌中支脉从劳宫穴分出,沿无名指到指端(关冲穴)、与手少阳三焦经相接。

上篇　刮去病痛，走近健康

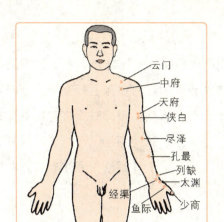

手太阴肺经

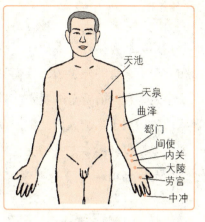

手厥阴心包经

手少阴心经

　　手少阴心经起于心中，出属心系（心与其他脏器相联系的部位）；通过横膈联络小肠。心系向上的脉挟着咽喉上行，联系于目系（眼球联系于脑的部位）；心系直行的脉上行于肺部，再向下出于腋窝部（极泉），沿着上臂内侧后缘，行于手太阴经和手厥阴经的后面，到达肘窝，沿前臂内侧后缘，至掌后豌豆骨部，进入掌内，沿小指内侧至末端（少冲穴），与手太阳小肠经相接。

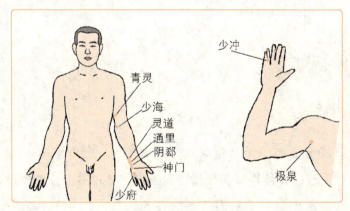

手少阴心经

手阳明大肠经

手阳明大肠经循行从手示指指端桡侧商阳穴（承接肺经）起始，沿着示指桡侧、第1掌骨间隙至腕，继而沿前臂和臂的背面桡侧上行至颈，与督脉椎穴交会后，再向前行至缺盆穴（锁骨上窝）入胸，和肺脏联络，向下通过膈肌入腹，归属于本腑大肠；由缺盆穴分出的支脉经颈部至面颊，进入下齿中，再出来挟口环唇，左右相交于人中穴后，止于对侧鼻孔旁迎香穴，并借助于支脉与胃经相通。

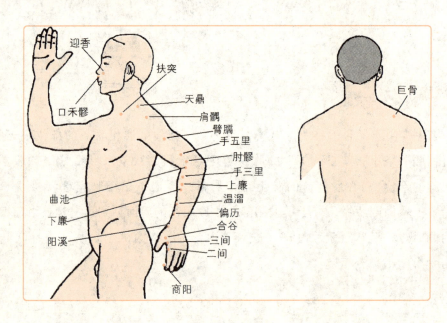

手阳明大肠经

手少阳三焦经

手少阳三焦经起于无名指末端（关冲），向上出于第4、5掌骨间，沿着腕背，出于前臂外侧骨和尺骨之间，向上通过肘尖，沿中臂外侧，上达肩部，交出足少阳经的后面，向前进入缺盆穴，分布于胸中，联络心包，向下通过横膈，从胸至腹，属于上、中、下三焦；胸中的支脉从胸向上，出于缺盆部，上走项部，沿耳后直上，出于耳部上行额角，再屈而下

上篇　刮去病痛，走近健康

行至面颊，到达眶下部；耳部支脉从卫后进入耳中，出走耳前，与前脉交叉于面颊部；到达目外眦（丝竹空穴之下），与足少阳胆经相接。

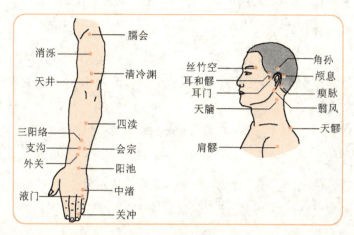

手少阳三焦经

手太阳小肠经

手太阳小肠经经脉循行始于手小指指端尺侧少泽穴承接心经，向上历经手掌、腕部、前臂，前行经缺盆（锁骨上大窝）进入胸中，与心脏联络。继而沿着食管下行，通过膈肌进入腹腔，抵达胃部，归属于小肠；从缺盆分出的支脉，沿着颈部上行，经面颊至外眦，转向耳部，进入耳中。

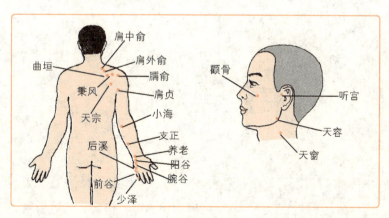

手太阳小肠经

足阳明胃经

足阳明胃经起于鼻翼两侧（迎香穴），上行到鼻根部，与旁侧足太阳经交会，向下沿着鼻的外侧（承泣穴），进入上齿龈内，回出环绕口唇，向下交会于颏唇沟承浆穴（任脉）处，再向后沿着口腮后下方，出于下颌大迎处，沿着下颌角颊车，上行耳前，经过上关（足少阳经），沿着发际，到达前额（神庭穴）；面部支脉从大迎前下走人迎，沿着喉咙，进入缺盆穴，向下通过横膈，属于胃，联络脾脏；缺盆部直行的脉经乳头，向下挟脐旁，进入小腹两侧气冲；胃下口部支脉沿着腹里向下到气冲会合，再由此下行至髀关，直抵伏兔部，下至膝盖，沿着胫骨外侧前缘，下经足跗，进入第二足趾外侧端（厉兑穴）；胫部支脉从膝下3寸（足三里穴）处分出，进入足中趾外侧。

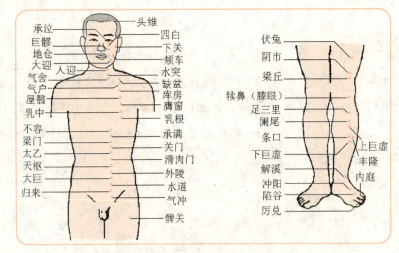

足阳明胃经

足少阳胆经

足少阳胆经经脉循行始于目外侧瞳子髎穴承接三焦经，上行至头角（顶结节），弯行向耳后，沿着颈部下行至肩，和三焦经相交（向后借助于支脉交会于督脉大椎穴），腹向前行至缺盆，由此进入胸腔。下行通过膈肌，进入腹腔，与肝脏联络，归属于胆腑，继而沿着肋部里面下行至腹股沟气街（股动

上篇　刮去病痛，走近健康

脉处），绕过阴部毛际，向后横行进入髀厌（髋关节、环跳穴）中，再沿大腿、膝部和小腿外侧下行至腓骨下段，经外踝之前、足背外侧行向第4趾间隙，止于第4趾末节外侧足窍阴穴；从耳后分出的支脉，进入耳中，由耳前出，至目外眦，再下行经大迎穴，沿颈部下行至缺盆穴，与前脉相会合。

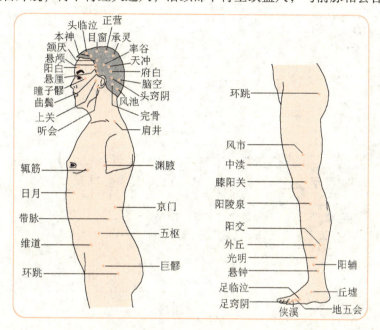

足少阳胆经

足太阳膀胱经

足太阳膀胱经起于目内眦（睛明穴），上额，交会于巅顶（百会穴），属督脉巅顶部支脉从头顶到颞颥部；巅顶部直行的经脉从头顶入里联络于脑，回出分开下行项后，沿着肩胛部内侧，挟脊柱，到达腰部，从脊旁肌肉进入体腔，联络肾脏，属于膀胱；腰部的支脉向下通过臀部，进入腘窝中；后项的支脉通过肩胛骨内缘直下，经过臀部（环跳穴，属足少阳胆经）下行，沿着大腿后外侧，与腰部下来的支脉会合于腘窝中，从此向下，通过腓肠肌，出于外踝的后面，沿着第5跖骨粗隆，至小趾外侧端（至阴穴），与足少阴经相接。

特效刮痧拔罐速查图典

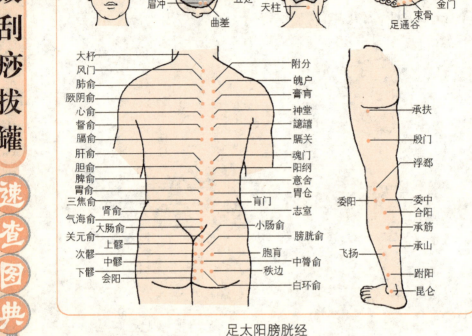

足太阳膀胱经

足太阴脾经

足太阴脾经经脉循行起始于足趾端内侧隐白穴（承接胃经），沿趾内侧、

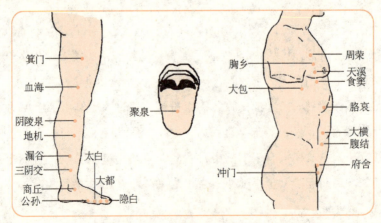

足太阴脾经

足内侧缘向后,行至内踝前,继而沿小腿、膝部和大腿内侧面上行至腹股沟,入腹,归属于脾,并和胃联络。由胃分出的支脉上行,通过膈肌,进入胸内,注于心,与心经相通;另一支脉上行至舌根,散布于舌下。

足厥阴肝经

足厥阴肝经起于足大趾上毫毛部(大敦穴),沿着足跗部向下,经过内踝前1寸处(中封穴),向上至内踝上8寸处,交于足太阴经的后面,上行膝内侧,测着股部内侧,进入阴毛中,绕过阴部,上达小腹,挟着胃旁,属于肝脏,联络胆腑,向上通过横膈,分布于胁肋,沿着喉咙的后面,向上进入鼻咽部,连接于目系(眼球连系于脑的部位),向上出于前额,与督脉会合于巅顶;目系的支脉下行颊里,环绕唇内;肝部的支脉从肝分出,通过横膈,向上流注于肺,与手太阴肺经相接。

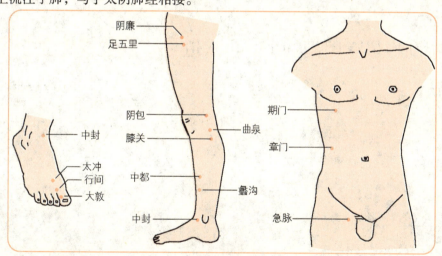

足厥阴肝经

足少阴肾经

足少阴肾经经脉循行起始于足小趾下面(承接膀胱经),出于足内侧缘然谷穴(舟骨结节)之下,历经足内踝之后、腿部和大腿内侧面,上行至腹股沟,入腹,穿过脊柱,归属于肾脏,与膀胱相联络;由肾脏上行的经脉,通

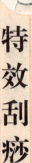

过肝脏和膈肌至胸腔,入于肺脏;另一支脉沿着气管上行,分布于舌根外侧;从肺脏出来的支脉,与心脏相联络,并注入于胸中,与心包经相通。

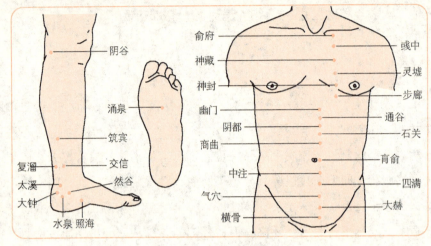

足少阴肾经

刮痧最常用到的130个穴位

001 中府穴

【定位】距前正中线6寸,平第1肋间隙,在胸前壁的外上方,云门下1寸。

【作用】止咳平喘,养阴清热,调理肺气。

【主治】咳嗽、胸闷、肩背酸痛、肺结核、哮喘、肺炎、喉痹、气喘、胸痛、腹胀等症。

002 列缺穴

【定位】在前臂桡侧前缘,桡骨茎突上方,腕横纹上1.5寸,肱桡肌与拇长展肌腱之间。

【作用】疏经通络,调理肺气。

【主治】头痛、三叉神经痛、口眼㖞斜、手腕无力、咽喉肿痛、腱鞘炎、高血压、牙痛、腕痛、咳喘等病症。

003 鱼际穴

【定位】在手拇指关节(第1掌指关节)后凹陷处,太渊穴前1寸,赤白肉际间凹陷处。

【作用】清热利咽,调理肺气。

【主治】咳嗽、吐血、咽喉肿痛、乳房肿痛、小儿疳积、多汗症、头痛、指挛、肺炎等病症。

004 太渊穴

【定位】在前臂内侧前缘，桡动脉搏动处。

【作用】通调血脉，调理肺气，止咳化痰。

【主治】咳嗽、哮喘、肺痨咯血、心动过速、无脉症、胸满等病症。

005 少商穴

【定位】在手拇指末节桡侧，距指甲角0.1寸（指寸）。

【作用】苏厥开窍，清热醒神，清热利咽。

【主治】中暑、休克、癫狂、卒中、手指挛痛、咽喉肿痛、扁桃体炎、小儿惊风、齿龈出血、支气管炎、腮腺炎、癔症等病症。

006 曲泽穴

【定位】在肘横纹中央，肱二头肌腱骨侧凹陷中。

【作用】舒筋活血，清热除烦。

【主治】心痛、心悸、急性胃肠炎、支气管炎、腹痛、腹泻、咳嗽、

呕吐、烦渴、身热等病症。

007 间使穴

【定位】在前臂掌侧，曲泽穴与大陵穴的连线上，腕横纹上3寸，掌长肌腱与桡侧腕屈肌腱之间。

【作用】宁心安神，清热化痰。

【主治】心绞痛、脑血管病后遗症、精神分裂症、子宫内膜炎、肘臂挛痛、胃脘痛、呕吐、热病、疟疾、昏迷、卒中、癔症、癫痫等病症。

008 内关穴

【定位】在前臂内侧，曲泽穴与大陵穴的连线上，腕横纹上2寸，掌上肌腱与桡侧腕屈肌腱之间。

【作用】镇痉止痛，宁心安神，理气降逆。

【主治】风湿性心脏病、心痛、心悸、心动过速、胸胁胀痛、肘臂挛痛、神经衰弱、精神失常、偏头痛、无脉症、呕吐、胃痛、呃逆、惊风、疟疾、热病、失眠、昏迷、眩晕、中暑、癔症、癫痫等病症。

009 劳宫穴

【定位】在中指和环指之间，掌心内侧第一横纹凹陷处。

特效刮痧拔罐速查图典

【作用】开窍醒神，清热散邪，活血开窍。

【主治】大小便带血、热病汗不出、小儿惊厥、精神病、鹅掌风、胸胁痛、胃痛、鼻出血、呕吐、黄疸、耳鸣、昏迷、卒中、癫痫等病症。

010 通里穴

【定位】在前臂掌侧，尺侧腕屈肌腱的桡侧缘，腕横纹上1寸。

【作用】宁心醒神，行气活血。

【主治】心动过缓、心绞痛、头晕、神昏、目眩、失眠、癔症、癫痫、子宫内膜炎、臂腕酸痛等病症。

011 神门穴

【定位】在手掌面尺侧第一道腕横纹的两筋骨间凹陷处。

【作用】宁心安神，通经活络。

【主治】神经衰弱、扁桃体炎、产后失血、无脉症、心痛、吐血、惊风、失眠、健忘、癔症、癫痫等病症。

012 二间穴

【定位】手示指内侧（桡侧）第2掌指关节前，赤白肉际间凹陷中。

【作用】清阴明热，利咽。

【主治】扁桃体炎、口眼㖞斜、食积、腮肿、鼻出血等病症。

013 合谷穴

【定位】在手背第1、2掌骨间，当于第2掌骨桡侧的中点处。

【作用】通经开窍，疏风镇痛，清泻阳明。

【主治】头痛、牙痛、喉痛、三叉神经痛、热病无汗、口眼㖞斜、上肢麻痹、荨麻疹、鹅掌风、手痉挛、精神病、臂痛、腹痛、吐泻、便秘、滞产、经闭、消渴、聋哑、卒中等症。

014 手三里穴

【定位】在前臂背面桡侧，阳溪穴与曲池穴连线上，肘横纹下2寸。

【作用】调理肠胃，疏风活络，清泻阳明。

【主治】原发性高血压病、上肢不遂、腰背痛、乳腺炎、牙痛、腹痛、腹泻、颌肿、胃痛、瘫痪等病症。

015 曲池穴

【定位】在肘横纹外端凹陷中，屈肘，尺泽穴与肱骨外上髁连线中点。

【作用】舒筋利节，调理肠胃，

上篇 刮去病痛，走近健康

行气活血。

【主治】发热、丹毒、原发性高血压、甲状腺肿大、流行性感冒、上肢肿痛、月经不调、阑尾炎、荨麻疹、湿疹、便秘、腹痛、吐泻、咳嗽、哮喘、牙痛、癫狂等病症。

016 巨骨穴

【定位】在肩上部，当锁骨肩峰端与肩胛骨之间凹陷处。

【作用】通经活络，舒筋利节，宽胸理气。

【主治】胸闷、颈项强痛、屈伸困难、肩臂酸痛、半身不遂、高热痉挛、胸闷等病症。

017 扶突穴

【定位】在颈外侧部，喉结旁，胸锁乳突肌的前、后缘之间。

【作用】清咽利膈，理气化痰。

【主治】咽喉肿痛、低血压、咽喉炎、咳嗽、哮喘等病症。

018 迎香穴

【定位】在鼻翼外缘中点旁开0.5寸，鼻唇沟中。

【作用】通利鼻窍，清热散风。

【主治】口眼㖞斜、水肿、面痛、面痒、鼻疾等病症。

019 外关穴

【定位】在前臂背侧，腕背横纹上2寸，尺骨与桡骨之间，阳池穴与肘尖的连线上。

【作用】疏经活络，清三焦热，镇惊散风。

【主治】原发性高血压、肘臂屈伸不利、手指肿痛麻痹、腕痛无力、目赤肿痛、胸胁痛、热病、感冒、头痛、耳聋、耳鸣、落枕、牙痛等病症。

020 支沟穴

【定位】在前臂背侧，腕背横纹上3寸，尺骨与桡骨之间，阳池穴与肘尖的连线上。

【作用】通关开窍，疏经活络。

【主治】产后乳汁不足、胸胁胀痛、心绞痛、耳聋、耳鸣、呕吐、便秘、闭经、瘫痪等病症。

021 天髎穴

【定位】在肩胛部，肩胛骨上角处，肩井穴与曲垣穴的中间。

【作用】通络止痛，祛风除湿。

【主治】肩背部疼痛、冈上肌腱

炎、缺盆中痛、发热恶寒、颈椎病、落枕等病症。

022 翳风穴

【定位】在耳朵根下，正对耳垂的凹陷中，张口时凹陷最明显。

【作用】通关开窍，清热化痰。

【主治】面神经麻痹、三叉神经痛、口眼㖞斜、扁桃体炎、腮腺炎、耳聋、耳鸣、耳痒、牙痛、口噤等病症。

023 角孙穴

【定位】在耳尖上直对耳孔的发际边，张口有凹陷。

【作用】清肿止痛，清热散风。

【主治】耳中肿痛、目赤生翳、耳郭红肿、头痛、视神经萎缩、视网膜出血、牙痛等。

024 耳门穴

【定位】在耳屏缺口处之前方，凹陷中。

【作用】通关开窍，清热散风。

【主治】下颌关节炎、中耳炎、耳聋、耳鸣、聋哑、颌肿、眩晕、牙痛、头痛等病症。

025 丝竹空穴

【定位】在眉毛外侧凹陷中。

【作用】明目镇惊，清热散风。

【主治】头痛、眩晕、萎缩、视网膜出血、目赤肿痛、迎风流泪、口眼㖞斜、眼睑震颤、近视、青盲等病症。

026 少泽穴

【定位】距指甲角0.1寸（指寸），在手小指末节尺侧。

【作用】利咽开窍，活络通乳，清热醒神。

【主治】神经分裂症、脑血管病、咽喉肿痛、乳汁不足、卒中昏迷、乳腺炎、头痛、目翳、鼻出血、疟疾等病症。

027 天宗穴

【定位】在肩胛部，当冈下窝中央凹陷处，与第4胸椎相平。

【作用】理气消肿，舒筋利节。

【主治】上肢肿痛或麻痹、颊颌肿痛、肩胛酸痛、乳房疾病、臂肘痛、瘫痪等病症。

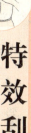

028 颧髎穴

【定位】在外眼角区下，颧骨下缘凹陷处。

【作用】疏经止痛，清热散风。

【主治】三叉神经痛、眼睑痉挛、口眼㖞斜、目痛、牙痛、面肿等病症。

029 听宫穴

【定位】在面部，耳屏（小耳朵）前边凹陷中，张口时凹陷最明显。

【作用】清脑聪耳。

【主治】下颌关节炎、外耳道炎、失声、耳聋、耳鸣、眩晕、头痛、耳痛、牙痛等病症。

030 承泣穴

【定位】在面部，直视，瞳孔直下0.7寸，下眼眶上缘凹陷中。

【作用】疏风活络，清头明目。

【主治】眩晕、头痛、急慢性结膜炎、口眼㖞斜、目赤肿痛、近视、流泪、青盲等病症。

031 四白穴

【定位】直视，瞳孔直下1寸，眶下孔凹陷处。

【作用】疏风活络，清头明目。

【主治】三叉神经痛、面肌抽搐、口眼㖞斜、青光眼、目翳、目痛、眩晕、头痛、近视、鼻炎等病症。

032 巨髎穴

【定位】在面部，瞳孔直下，鼻翼下缘处平齐，鼻唇沟外侧。

【作用】疏经镇痛，清热散风。

【主治】三叉神经痛、眼睑瞤动、口眼㖞斜、目痛、齿痛、鼻出血、鼻塞、目翳、面瘫等病症。

033 地仓穴

【定位】在面部，口角外侧，上直瞳孔。

【作用】疏经镇痛，清热散风。

【主治】三叉神经痛、口腔炎、牙痛、失声、惊风、颊肿、流涎等病症。

034 大迎穴

【定位】在下颌角前方，咬肌附着部的前缘，面动脉搏动处。

【作用】消肿止痛，祛风通络。

【主治】三叉神经痛、面神经麻痹、颈淋巴结核、眼睑痉挛、龋齿痛等病症。

035 颊车穴

【定位】在下颌角前上方一横指凹陷中,咀嚼咬肌隆、按之凹陷处。

【作用】疏风清热,疏经止痛,通利牙关。

【主治】三叉神经痛、颈项强痛、口眼㖞斜、牙关紧闭、舌强不语、扁桃体炎、腮腺炎、失声、牙痛、口疮、颊肿、卒中等病症。

036 下关穴

【定位】在颧弓与下颌切迹所形成的凹陷中,合口有孔,张口即闭。

【作用】聪耳通络,清热止痛,疏风开窍。

【主治】下颌关节炎、三叉神经痛、耳痛、耳聋、耳鸣、面瘫、牙痛、龈肿、眩晕等症。

037 头维穴

【定位】在额角发际直上0.5寸,咬牙时有一块肌肉隆起处。

【作用】清头明目,疏风止痛。

【主治】口眼㖞斜、视物不清、高血压、眼跳、目痛、眩晕、面肿等病症。

038 人迎穴

【定位】在颈部,喉结旁开1.5寸,胸锁乳突肌前缘,颈总动脉搏动处。

【作用】理气化痰,清肺利咽。

【主治】原发性高血压、气闷胸满、咽喉肿痛、肺结核、咽喉炎、头痛、哮喘、咳嗽等病症。

039 乳根穴

【定位】距前正中线4寸,在胸部,当乳头直下,乳房根部第5肋间隙。

【作用】活络通乳,宣肺理气。

【主治】乳房疾病、心区痛、乳少、胸痛、胁痛、咳嗽、哮喘、呃逆等病症。

040 不容穴

【定位】在上腹部,当脐中上6寸,距前正中线2寸。

【作用】理气止痛,调理胃气。

【主治】神经性呕吐、食欲缺乏、胸满、腹胀、胃痛、咳嗽、哮喘、胁痛等病症。

041 天枢穴

【定位】在中腹部,距脐中2寸。

上篇　刮去病痛，走近健康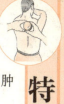

【作用】行气活血，调理胃肠。

【主治】急慢性肠炎、消化不良、月经不调、腹泻、腹胀、腹痛、痢疾、便秘、痛经、阑尾炎、癫痫等病症。

042 外陵穴

【定位】在下腹部，距前正中线2寸，脐中下1寸。

【作用】和胃化湿，理气活血。

【主治】月经不调、阑尾炎、肠胃炎、腹胀、腹痛、疝气等病症。

043 水道穴

【定位】在下腹部，距前正中线2寸，脐中下3寸。

【作用】调经止痛，通调水道。

【主治】小便不利、小腹胀满、月经不调、膀胱炎、盆腔炎、尿道炎、腹水、肾炎、痛经、不孕、疝气等病症。

044 归来穴

【定位】在下腹部，距前正中线2寸，脐中下4寸。

【作用】调经止痛，培补冲任，调气活血。

【主治】经闭、白带、遗精、腹痛、子宫内膜炎、月经不调、阴部肿痛、子宫下垂、疝气等病症。

045 气冲穴

【定位】在腹股沟稍上方，距前正中线2寸，脐中下5寸。

【作用】理气止痛，调肝补肾，行气活血。

【主治】泌尿系感染、月经不调、阴部肿痛、阴茎痛、腹痛、阳痿、疝气等病症。

046 伏兔穴

【定位】在大腿前面，髌底上6寸，髂前上棘与髌底外侧端的连线上。

【作用】散寒化湿，疏经活络。

【主治】下肢麻痹、荨麻疹、脚气等病症。

047 梁丘穴

【定位】屈膝，在大腿前面，髌底上2寸，髂前上棘与髌底外侧端的连线上。

【作用】通经活络，疏肝和胃。

【主治】风湿性关节炎、下肢麻痹、胃酸过多、乳腺炎、胃痛、腹胀、痛经等病症。

特效刮痧拔罐速查图典

特效刮痧拔罐速查图典

048 犊鼻穴

【定位】屈膝,在膝窝前外侧凹陷中。

【作用】通经活络,通利关节,消肿止痛。

【主治】屈伸不利、脚气、膝关节肿痛、麻木等病症。

049 足三里穴

【定位】距胫骨前缘一横指(中指),在小腿前外侧,犊鼻下3寸。

【作用】疏通经络,升降气机,调理脾胃,镇痉止痛。

【主治】急慢性胰腺炎、十二指肠溃疡、下肢肿痛麻痹、神经衰弱、胃酸缺乏、高血压、冠心病、心绞痛、乳腺炎、腹胀、腹泻、便秘、虚劳、胃痛、痹证等病症。

050 上巨虚穴

【定位】在足三里下3寸,筋骨之间凹陷中。

【作用】疏经活络,调理肠道。

【主治】消化不良、腹痛、腹胀、痢疾、便秘、胃痛、脑血管病后遗症、下肢肿痛、瘫痪、麻痹、结肠炎等病症。

051 丰隆穴

【定位】在外踝尖上8寸与膝窝外面横纹之间,胫骨外约二横指(中指)两筋间隙中。

【作用】疏经活络,祛痰降逆。

【主治】脑血管病后遗症、下肢肿痛、哮喘痰多、高血压、肥胖病、精神病、腹痛、痢疾、便秘、头痛、目眩、癫痫、瘫痪、咳嗽、咽痛、癔症等病症。

052 内庭穴

【定位】在足背第2、3趾间,趾蹼缘后方赤白肉际处。

【作用】消热镇痛,调理胃肠,祛风活络。

【主治】足背红肿疼痛、急慢性肠炎、口眼㖞斜、阑尾炎、胃痛、腹胀、便秘、痢疾、喉痹、鼻出血等病症。

053 瞳子髎穴

【定位】在眼角外约一横指眶骨外侧凹陷中。

【作用】平肝息风,明目退翳,清热散风。

【主治】视神经萎缩、视网膜出

上篇 刮去病痛，走近健康

血、三叉神经痛、迎风流泪、口眼㖞斜、角膜炎、结膜炎、近视、头痛、眩晕等病症。

054 听会穴

【定位】在面部耳屏间切迹的前方，下颌骨髁突的后缘，张口有凹陷处。

【作用】通关开窍，清热散风。

【主治】脑血管病后遗症、下颌关节炎、下颌脱臼、耳中肿痛、口眼㖞斜、耳鸣、聋哑、腮肿等病症。

055 颔厌穴

【定位】在头部鬓发上，头维穴与曲鬓穴弧线的上1/4与下3/4交点处。

【作用】通络止痛，清热散风。

【主治】三叉神经痛、偏头痛、结膜炎、耳鸣、牙痛、癫痫等病症。

056 悬颅穴

【定位】在头部鬓发上，头维穴与曲鬓穴弧线连线的中点处。

【作用】清热散风，通络消肿。

【主治】三叉神经痛、神经衰弱、结膜炎、鼻炎、头痛、牙病等病症。

057 悬厘穴

【定位】在头部鬓发上，头维穴与曲鬓穴弧形连线的上3/4与下1/4交点处。

【作用】解表通络，清热散风。

【主治】三叉神经痛、目赤肿痛、偏头痛、面红肿、鼻炎、牙痛等病症。

058 率谷穴

【定位】在头部耳尖直上入发际1.5寸，角孙直上方。

【作用】平肝活络，清热散风。

【主治】三叉神经痛、小儿高热、偏头痛、偏瘫、眩晕、耳聋、耳鸣等病症。

059 天冲穴

【定位】在头部耳根后缘直上入发际2寸，率谷穴后0.5寸处。

【作用】清热消肿，祛风定惊。

【主治】甲状腺肿、牙龈炎、耳聋、耳鸣、头痛等病症。

060 浮白穴

【定位】在头部耳后乳突的后上方，天冲穴与完骨穴弧形连线的中

1/3与2/3交点处。

【作用】理气散结。

【主治】卒中后遗症、支气管炎、扁桃体炎、耳聋、耳鸣、牙痛、头痛等病症。

061 阳白穴

【定位】在前额部眉上1寸,直对瞳孔。

【作用】祛风湿热,清头明目。

【主治】视网膜出血、三叉神经痛、角膜痒痛、口眼㖞斜、眼睑痉挛、近视、夜盲、流泪、头痛、目眩等病症。

062 头临泣穴

【定位】在头部瞳孔直上入前发际0.5寸,神庭穴与头维穴连线的中点处。

【作用】安神定志,聪耳明目,清热散风。

【主治】小儿高热惊厥、急慢性结膜炎、卒中昏迷、鼻塞流涕、头痛、目眩、癫痫等病症。

063 正营穴

【定位】在头正中线旁开2.25寸,前发际上2.5寸。

【作用】疏风止痛,平肝明目。

【主治】视神经萎缩、牙痛、头痛、呕吐等病症。

064 脑空穴

【定位】在头正中线旁开2.25寸,枕外隆凸的上缘外侧。

【作用】散风清热,醒脑宁神。

【主治】肩颈部肌痉挛、精神病、感冒、哮喘、头痛、鼻炎、耳鸣等病症。

065 风池穴

【定位】在项部枕骨之下,与风府相平,胸锁乳突肌与斜方肌上端之间的凹陷处。

【作用】健脑安神,清头明目,祛风解表。

【主治】视网膜出血、视神经萎缩、半身不遂、卒中不语、神经衰弱、热病无汗、健忘失眠、感冒、头痛、近视、鼻塞、耳聋等病症。

066 肩井穴

【定位】在肩上,前直乳中大椎穴与肩峰端连线的中点上。

【作用】清热止痛,疏经活络,理气消痰。

上篇 刮去病痛，走近健康

【主治】功能性子宫出血、肩关节炎、扁桃体炎、颈项强痛、胎衣不下、高血压、乳腺炎、难产、胸满、落枕、瘫痪等病症。

067 日月穴

【定位】在上腹部，前正中线旁开4寸，当乳头直下，第7肋间隙。

【作用】和中降逆，疏调肝胆。

【主治】胃及十二指肠溃疡、肋间神经痛、膈肌痉挛、胸胁胀痛、胆囊炎、呃逆、黄疸、肝炎、腹痛等病症。

068 维道穴

【定位】在侧腹部，当髂前上棘的前下方，五枢穴前下0.5寸。

【作用】利水止痛，调理冲任。

【主治】髋关节疼痛、子宫内膜炎、子宫脱垂、盆腔炎、阑尾炎、肠炎、肾炎、便秘等病症。

069 环跳穴

【定位】在股外侧部，侧卧屈股，股骨大转子最凸点与骶管裂孔连线外1/3与中1/3交点处。

【作用】舒筋利节，祛风利湿。

【主治】坐骨神经痛、风寒湿痹痛、下肢肿痛、半身不遂、髋关节炎、膝胫痛、荨麻疹、瘫痪、麻痹、带下、痔疮等病症。

070 风市穴

【定位】在大腿外侧中间，腘横纹水平线上7寸。或直立垂手时，中指尖处。

【作用】疏经活络，祛风利湿。

【主治】小儿麻痹后遗症、神经性皮炎、膝关节酸痛、卒中偏瘫、风寒湿痹、半身不遂、全身瘙痒、荨麻疹、脚气等病症。

071 膝阳关穴

【定位】在膝外侧，当阳陵泉穴上3寸，股骨外上髁上方的凹陷处。

【作用】温经散寒，舒筋利节。

【主治】腿膝酸痛、半身不遂、下肢冷痛、麻痹瘫痪、拘挛等病症。

072 阳陵泉穴

【定位】在膝外侧，腓骨小头前下方之凹陷中。

【作用】舒筋利节，清泄肝胆。

【主治】原发性高血压、小儿麻痹后遗症、下肢肿痛麻痹、坐骨神经痛、肋间神经痛、半身不遂、胆囊

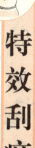
特效刮痧拔罐

速查

图典

炎、口苦、呕吐、胸满、胁痛、脚气等病症。

073 光明穴

【定位】在小腿外侧外踝尖上5寸，腓骨前缘。

【作用】疏经活络，清热散风。

【主治】下肢肿痛麻痹、视神经萎缩、热病汗不出、目痛不明、青光眼、乳胀痛、头痛等病症。

074 悬钟穴

【定位】在小腿外侧外踝尖上3寸，腓骨前缘。

【作用】平肝息风，疏经活络，清肝胆热。

【主治】卒中后遗症、咽喉肿痛、颈项强痛、胸胀痛、头痛、腹痛、胁痛、腰痛、伤寒、脚气、瘫痪、麻痹、痔疮出血、落枕等病症。

075 丘墟穴

【定位】在足外踝的前下方，趾长伸肌腱的外侧凹陷处。

【作用】健脾利湿，舒筋利节，清肝胆热。

【主治】坐骨神经痛、颈项强痛、胸胁胀痛、足跟肿痛、腋下肿痛、胆囊炎、麻痹等症。

076 侠溪穴

【定位】在足背外侧第4、5趾间，趾蹼缘后方赤白肉际处。

【作用】疏经活络，平肝息风，消肿止痛。

【主治】坐骨神经痛、足背肿痛、胸胁胀痛、全身串痛、目痛不明、乳腺炎、经闭、热病、疟疾、头痛、眩晕、耳聋等病症。

077 睛明穴

【定位】在内眼角外约1分凹陷中。

【作用】活血明目，疏风清热。

【主治】一切眼疾。

078 攒竹穴

【定位】在面部，睛明穴直上，眉头陷中，眶上切迹处。

【作用】通络明目，疏风清热。

【主治】一切眼病及头痛、失眠、鼻炎、面肿等病症。

079 曲差穴

【定位】在头部，前发际正中直

上 0.5 寸，旁开 1.5 寸，即神庭穴与头维穴连线的内 1/3 与中 1/3 交点上。

【作用】安神利窍，清脑散风。

【主治】三叉神经痛、目视不明、头顶肿痛、鼻塞、流涕、鼻出血等病症。

080 五处穴

【定位】在头部，前发际正中直上 1 寸，旁开 1.5 寸。

【作用】明目镇痉，清热散风。

【主治】三叉神经痛、面神经麻痹、鼻息肉、鼻炎、近视、感冒、头痛等病症。

081 承光穴

【定位】在头部，前发际正中直上 2.5 寸，旁开 1.5 寸。

【作用】祛风通窍，清热明目。

【主治】面神经麻痹、角膜白斑、鼻息肉、头痛、眩晕、鼻炎等病症。

082 通天穴

【定位】在头部，前发际正中直上 4 寸，旁开 1.5 寸。

【作用】通利鼻窍，清脑散风。

【主治】三叉神经痛、面神经麻痹、支气管炎、鼻塞、鼻出血、眩晕、偏瘫、头痛等病症。

083 玉枕穴

【定位】在头部，后发际正中直上 2.5 寸，旁开 1.3 寸，平枕外隆凸上缘的凹陷处。

【作用】通经活络，清头散风。

【主治】近视、眩晕、头痛、鼻塞、流涕等病症。

084 天柱穴

【定位】在项部大筋（斜方肌）外缘之后发际凹陷中，约当后发际正中旁开 1.3 寸。

【作用】通经活络，清头散风。

【主治】神经衰弱、颈项强痛、肩臂酸痛、目视不明、头痛、感冒、鼻塞、流涕、失眠、健忘等病症。

085 大杼穴

【定位】在背部，第 1 胸椎棘突下，旁开 1.5 寸。

【作用】疏调筋骨，疏风解表。

【主治】支气管哮喘、支气管炎、肩胛酸痛、脊背酸痛、咽喉肿痛、发热、感冒、咳嗽、头痛、目眩等病症。

086 风门穴

【定位】在背部,当第2胸椎棘突下,旁开1.5寸。

【作用】清热宣肺,祛风解表。

【主治】肩背软组织疾病、支气管炎、头痛项强、胸背疼痛、伤风感冒、咳嗽、哮喘、肺炎、麻疹等病症。

087 肺俞穴

【定位】在背部,第3胸椎棘突下,旁开1.5寸。

【作用】养阴清肺,疏散风热。

【主治】肩背强痛、腰肌劳损、荨麻疹、肺结核、盗汗、感冒、咳嗽、发热、肺炎、胸痛等病症。

088 厥阴俞穴

【定位】在背部,第4胸椎棘突下,旁开1.5寸。

【作用】疏通血脉,理气活血。

【主治】风湿性心脏病、冠心病、胸痛、胁痛、咳嗽、呕吐等病症。

089 心俞穴

【定位】在背部,第5胸椎棘突下,旁开1.5寸。

【作用】化痰宁心,理气活血。

【主治】肩臂酸痛、心脏病、胸闷、咳嗽、哮喘、吐血、盗汗、健忘、遗精、癫痫等症。

090 膈俞穴

【定位】在背部,第7胸椎棘突下,旁开1.5寸。

【作用】调补气血,宽胸降逆。

【主治】小儿营养不良、淋巴结结核、肩臂酸痛、胸闷胀痛、饮食不下、呕吐、便血、贫血、呃逆、胃痛、咳嗽、哮喘、盗汗等病症。

091 肝俞穴

【定位】在背部,第9胸椎棘突下,旁开1.5寸。

【作用】养血明目,清泄肝胆。

【主治】肋间神经痛、淋巴结结核、视神经萎缩、视网膜出血、乳汁不足、脊背酸痛、胸胁胀痛、胆囊炎、胃扩张等病症。

092 胆俞穴

【定位】在背部,第10胸椎棘突下,旁开1.5寸。

【作用】清热化湿,理气解郁,清泄肝胆。

上篇 刮去病痛，走近健康

【主治】恶寒无汗、胸胁胀痛、肺结核、胆囊炎、高血压、胆石症、感冒、黄疸、呕吐、肝炎、胃痛等病症。

093 脾俞穴

【定位】在背部，第11胸椎棘突下，旁开1.5寸。

【作用】利湿升清，益气活血，健脾利湿。

【主治】出血性疾病、消化不良、月经不调、糖尿病、胃溃疡、荨麻疹、腹胀、胃痛、肠鸣、黄疸、痢疾、崩漏、呕吐、水肿等病症。

094 胃俞穴

【定位】在背部，第12胸椎棘突下，旁开1.5寸。

【作用】理中降逆，健脾助运，滋养胃阴。

【主治】腰背酸痛、饥不思食、营养不良、胃下垂、胃扩张、胃痛、腹胀、疳积、泄泻、干呕等病症。

095 肾俞穴

【定位】在腰部，第2腰椎棘突下，旁开1.5寸。

【作用】清热利湿，益肾固精。

【主治】脑血管病后遗症、视神经萎缩、视网膜出血、精液缺乏、月经不调、腰背酸痛、神经衰弱、遗精、遗尿、阳痿、早泄、尿血、耳鸣、肾炎、带下等病症。

096 大肠俞穴

【定位】在腰部，第4腰椎棘突下，旁开1.5寸。

【作用】理气降逆，通调大肠。

【主治】小儿消化不良、坐骨神经痛、腰肌劳损、腰背酸痛、阑尾炎、肠炎、腹痛、痢疾、便秘、痔疮等病症。

097 关元俞穴

【定位】在腰部，第5腰椎棘突下，旁开1.5寸。

【作用】调理下焦，温肾壮阳。

【主治】腰部软组织损伤、坐骨神经痛、下肢麻痹、赤白带下、月经不调、腰腿痛、盆腔炎、遗精、遗尿、腹痛、泄泻等病症。

098 小肠俞穴

【定位】在骶部，骶正中嵴旁1.5寸，平第1骶后孔。

【作用】通调二便，清利湿热。

特效刮痧拔罐速查图典

【主治】子宫内膜炎、赤白带下、小便淋漓、小腹胀痛、盆腔炎、遗精、遗尿、消渴、痢疾等病症。

099 膀胱俞穴

【定位】在骶部,骶正中嵴旁1.5寸,平第2骶后孔。

【作用】清热化湿,疏调膀胱。

【主治】坐骨神经痛、子宫内膜炎、会阴部湿痒、下肢麻痹、腰脊酸痛、小便不利、遗尿、尿赤、阳痿、遗精、便秘、泄泻等病症。

100 白环俞穴

【定位】在骶部,骶正中嵴旁1.5寸,平第4骶后孔。

【作用】益肾固精,疏调下焦。

【主治】大小便不利、月经不调、腰背酸痛、下肢麻痹、疝气、遗精等病症。

101 承扶穴

【定位】在大腿后面,臀下横纹的中点。

【作用】益肾温阳,清热利湿。

【主治】腰骶臀股部疼痛、坐骨神经痛、阴痛、痔疮、下肢瘫痪等病症。

102 膏肓俞穴

【定位】在背部,第4胸椎棘突下,旁开3寸。

【作用】调理肺气,补益虚损,清肺养阴。

【主治】支气管炎、神经衰弱、慢性胃炎、乳腺炎、肺结核、肩背痛、咳嗽、盗汗、哮喘、咯血、健忘、虚损、遗精等病症。

103 志室穴

【定位】在腰部,第2腰椎棘突下,旁开3寸。

【作用】清热利湿,补肾培元。

【主治】腰肌劳损、小便不利、阴部肿痛、阳痿、遗尿、遗精、尿闭、腹胀、水肿、肾炎等病症。

104 秩边穴

【定位】在臀部,平第4骶后孔,骶正中嵴旁开3寸。

【作用】疏调下焦,疏通经络,壮腰补肾。

【主治】脑血管病后遗症、坐骨神经痛、生殖性疾病、大小便不利、下肢痿痹、腰骶痛、阴肿、痔疮等病症。

上篇　刮去病痛，走近健康

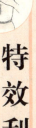

105 委中穴

【定位】在腘横纹中点，当股二头肌腱与半腱肌肌腱中间。

【作用】舒筋利节，清热散邪。

【主治】原发性高血压、髋关节活动不利、坐骨神经痛、急性胃肠炎、下肢挛痛、膝肿痛、牛皮癣、荨麻疹、鼻出血、中暑、腹痛、腰痛、吐泻等病症。

106 承山穴

【定位】在小腿后面正中，委中穴与昆仑穴之间，伸直小腿或足跟上提时，腓肠肌肌腹下出现尖角凹陷处。

【作用】止痛消痔，舒筋利节。

【主治】下肢肿痛麻痹、腓肠肌痉挛、坐骨神经痛、腿痛转筋、足跟肿痛、腰痛、痔疮、脱肛、便秘、脚气、痛经等病症。

107 飞扬穴

【定位】在小腿后面，承山穴外下方1寸处，外踝后，昆仑穴直上7寸。

【作用】清热定神，疏经活络。

【主治】风湿性关节炎、腿软无力、下肢肿痛、膀胱炎、腰背痛、头痛、目眩、鼻炎、痔疮、抽筋等病症。

108 昆仑穴

【定位】在足部外踝后方，外踝尖与跟腱之间的凹陷处。

【作用】解表散寒，舒筋利节。

【主治】下肢麻痹瘫痪、坐骨神经痛、小腿关节扭伤、胎衣不下、难产、阴肿、头痛、项强、目眩、脚气等病症。

109 金门穴

【定位】在足外侧，当外踝前缘直下，骰骨下缘处。

【作用】安神开窍，清热散风。

【主治】下肢麻痹转筋、小儿惊风、癫痫、惊风、昏厥等病症。

110 至阴穴

【定位】距趾甲角0.1寸（指寸），在足小趾末节外侧。

【作用】正胎催产，通利下焦，清热散风。

【主治】脑血管病后遗症、胎位不正、难产、滞产、遗精、尿闭、头痛、目痛、眩晕、鼻塞等病症。

111 三阴交穴

【定位】在小腿内侧,足内踝尖上3寸,胫骨内侧缘后方。

【作用】调补肝肾,健脾益气。

【主治】一切妇科疾病及原发性高血压、急慢性肠炎、细菌性痢疾、肝脾大、神经衰弱、胃痛、腹胀、消渴、眩晕、泄泻、遗精、阳痿等病症。

112 地机穴

【定位】在小腿内侧,阴陵泉穴下3寸,内踝尖与阴陵泉穴连线上。

【作用】健脾利湿,调补肝肾。

【主治】功能性子宫出血、月经不调、小便不利、下肢冷痛、遗精、遗尿、白带、胁满、水肿、腹痛、泄泻、痛经等病症。

113 阴陵泉穴

【定位】在小腿内侧,髁后下方凹陷处。

【作用】通经活络,调补肝肾,健脾利湿。

【主治】下肢麻痹、小便不利、月经不调、遗精、遗尿、阴痛、带下、尿闭、腹痛、腹胀、泄泻、水肿、黄疸、膝痛等病症。

114 血海穴

【定位】屈膝,在大腿内侧,髌底内侧端上2寸,股四头肌内侧头的隆起处。

【作用】调和气血,祛风利湿。

【主治】功能性子宫出血、腿膝肿痛、股内侧痛、月经不调、阴痒、痛经、经闭、崩漏、贫血、麻痹、脚气等病症。

115 腹结穴

【定位】在下腹部,距前正中线4寸,大横穴下1.3寸。

【作用】健脾温中,调气活血。

【主治】腹膜炎、阑尾炎、绕脐痛、腹胀、疝气等病症。

116 大横穴

【定位】在中腹部,距脐中4寸。

【作用】温中散寒,通调肠胃。

【主治】流行性感冒、绕脐痛、便秘、泄泻、痢疾、腹痛、脏躁等病症。

117 行间穴

【定位】趾蹼缘的后方赤白肉际处,在足背侧第1、2趾间。

上篇 刮去病痛,走近健康

【作用】镇惊止痛,调经和血,疏肝理气。

【主治】慢性腰腿痛、月经失调、神经衰弱、口眼㖞斜、痛经、白带、崩漏、阴肿、消渴、黄疸、胸痛、胸满、胁痛、心痛、目肿、流泪、善怒、呕血、脚气等病症。

118 太冲穴

【定位】在足背侧,第1跖骨间隙的后方凹陷处。

【作用】清利下焦,调经和血,疏肝理气。

【主治】原发性高血压、子宫收缩不全、泌尿系感染、口眼㖞斜、月经不调、赤白带下、足趾挛痛、尿闭、遗尿、胸满、头痛、淋病、阴肿、失眠、癔症等病症。

119 蠡沟穴

【定位】在小腿内侧,足内踝尖上5寸,胫骨内侧面的中央。

【作用】调经止带,清利下焦,疏肝理气。

【主治】子宫内膜炎、会阴湿痒、下肢肿痛、小腹肿痛、月经不调、子宫出血、小便不利、赤白带下、遗尿、疝气、麻痹等病症。

120 曲泉穴

【定位】在膝内侧,屈膝,膝关节内侧面横纹头上方凹陷中。

【作用】舒筋利节,清热除湿,理气活血。

【主治】子宫收缩不全、腿膝肿痛、月经不调、子宫脱垂、尿闭、遗精、阳痿、阴痒等病症。

121 阴廉穴

【定位】在大腿内侧,气冲穴直下2寸,大腿根部,耻骨结节的下方,长收肌的外缘。

【作用】通利下焦,调经活血。

【主治】股内侧痛、阴部瘙痒、月经不调、小腹痛、泄泻等病症。

122 章门穴

【定位】在侧腹部,第11肋游离端的下方。

【作用】清热利湿,活血化瘀,疏调肝脾。

【主治】大小便不利、消化不良、肝脾大、黄疸、呃逆、腹胀、肠鸣、胃痛、胁痛、呕吐、泄泻等病症。

123 期门穴

【定位】在胸部,乳头直下,前正中线旁开4寸,第6肋间隙。

【作用】理气活血,疏调肝脾。

【主治】胃肠神经官能症、肋间神经痛、肝脾大、饮食不下、乳汁不足、乳腺炎、胸满、腹胀、胃痛、胁痛、黄疸、哮喘等病症。

124 涌泉穴

【定位】在足底部,足背屈时足前部凹陷处,当足底2、3趾趾缝纹头端与足跟连线的前1/3与后2/3交点上。

【作用】苏厥开窍,交济心肾,清热醒神。

【主治】咽喉肿痛、小便不利、头顶痛、足趾痛、卒中、休克、眩晕、目眩、失眠、黄疸、便秘、水肿等病症。

125 太溪穴

【定位】在足内侧,内踝尖后的大筋(跟腱)前的凹陷中。

【作用】清热利湿,滋阴补肾。

【主治】足跟肿痛、下肢麻痹、月经不调、神经衰弱、小便频数、膀胱炎、遗精、失眠、肾炎、阳痿、遗尿、耳聋、心痛、腰痛、牙痛、咳嗽、喉痹等病症。

126 水泉穴

【定位】在足内侧,内踝后下方,太溪穴直下1寸(指寸),跟骨结节的内侧凹陷处。

【作用】通经活络,调补肝肾。

【主治】月经不调、子宫脱垂、小便不利、目视不明、痛经、闭经等病症。

127 照海穴

【定位】在足内侧,内踝尖下方凹陷处。

【作用】调经止痛,清热利湿,滋阴补肾。

【主治】小儿麻痹后遗症、半身不遂、咽喉肿痛、神经衰弱、小便频数、子宫脱垂、外阴瘙痒、赤白带下、月经不调、脚气红肿、遗尿、阴痛、癃闭、便秘等病症。

128 复溜穴

【定位】在小腿内侧,太溪穴直上2寸,跟腱的前方。

【作用】滋阴补肾,清热利湿。

上篇　刮去病痛，走近健康

【主治】小儿麻痹后遗症、月经不调、尿道感染、下肢水肿、视力减退、小腿寒冷、淋病、尿闭、盗汗、肾炎、腹胀、泻痢、自汗等病症。

129 ▶ 横骨穴

【定位】在下腹部，脐中下5寸，前正中线旁开0.5寸。

【作用】清热利湿，调补肝肾。

【主治】月经不调、小便不利、小腹胀痛、盆腔炎、阳痿、遗精、淋病、阴肿、遗尿等病症。

130 ▶ 商曲穴

【定位】在上腹部，脐中上2寸，前正中线旁开0.5寸。

【作用】消积止痛，调理胃肠。

【主治】食欲缺乏、消化不良、呕吐、胃痛、腹痛、呃逆等病症。

补泻手法在刮痧中的正确运用

现在大家都会拿刮痧板在身上刮两下了，但是这里面是有讲究的，就是有补法、泻法和平补平泻之分。

刮痧的补泻手法取决于按压力的大小和速度快慢两个因素。一般认为，速度快按压力大为泻，速度慢按压力小为补，速度适中按压力适中为平补平泻。具体刮痧时到底选用哪种补泻手法呢？这要根据被刮者的体质和病症来决定。

（1）一般来讲，体弱、虚症及皮下脂肪少的部位应用按压力小速度慢的补法刮拭。

（2）虚实兼见证及亚健康者应用平补平泻法刮拭。体质较好、肌肉丰厚部位应用按压力大速度慢的手法。体质差或肌肉脂肪少的部位应用按压力小速度快的手法。虚实兼见证可用按压力中速度中的平补平泻法刮拭。

（3）年轻体壮、患急病或实证者多采用按压力大速度慢的平补平泻法刮拭。一般不采用速度快按压力大的泻法，因泻法会增加疼痛，实际刮痧时基本不用。

刮痧常用的取穴方法

在按摩治疗过程中,准确地选取穴位非常重要。经穴、奇穴的分布都有一定的位置,在取穴时应当采取正确的方法。

腧穴的定位方法有以下四种:

(1) **体表标志法**。体表标志可分固定标志和活动标志两类。固定标志是指利用五官、毛发、爪甲、乳头以及骨节凸起和凹陷、肌肉隆起等部位作为取穴标志而言。如两眉中间取印堂,两乳中间取膻中,腓骨小头前下缘取阳陵泉等。活动标志是指利用关节、肌肉、皮肤,随活动而出现的孔隙、凹陷、皱纹等作为取穴标志而言。如曲池必屈肘于横纹头处取之,取阳溪穴时应将拇指翘起,当拇长、短伸肌腱之间的凹陷中是穴,取耳门、听宫、听会等应张口,取下关应当闭口等。

(2) **手指比量法**。手指比量法是在分部折寸的基础上,用手指比量取穴的方法,又称"指寸法"。因人的手指与身体其他部分有一定的比例,所以可用患者本人的手指来测量定穴。以患者的中指屈曲时,中节内侧两端纹头之间作为1寸,称中指同身寸。适用于四肢及脊背作横寸折算;以拇指指关节的横度作为1寸,称拇指同身寸。适用于四肢部的直寸取穴;将食、中、无名、小指相并,以中指第二节为准,量取四指之横度作为3寸,称横指同身寸。多用于下肢、下腹部和背部的横寸。

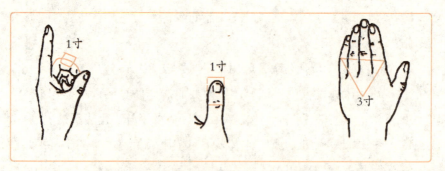

(3) **骨度分寸法**。古称"骨度法",是以骨节为主要标志测量周身各部的大小、长短,并依其尺寸按比例折算作为定穴的标准。如腕横纹至肘横纹为12寸,也就是把这段长度分成12等份,取穴就以它作为折算的标准。

上篇 刮去病痛，走近健康

特效刮痧拔罐 速查图典

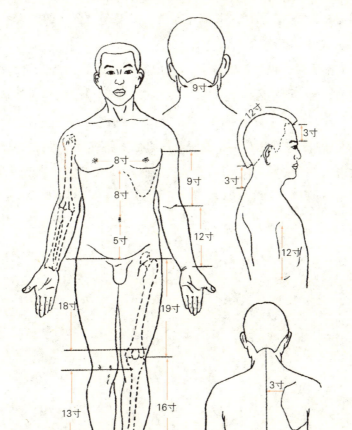

骨度分寸法

（4）**简便取穴法**。这是一种简便易行的取穴方法。如两手虎口自然平直交叉，在食指端到达处为列缺穴；垂肩屈肘取章门；两耳角直上连线中点取百会，等等。

取穴方法大致有以上四种，在按摩运用中，通常以上四种取穴方法相配合，根据具体情况、部位适当选择。

顺着经络刮痧最有效

有些人担心不会刮痧，而影响疗效。其实刮痧很简单，并不是像大家所想的那样需要非常高的技术。技术不重要，只要记住刮痧的时候一定要"顺着经络刮"这一点就够了。

有些人刮痧时，横着刮。就是刮到中间一条以后，马上往两边分着刮，结果全是横着的。但是看看经络图，横着是没有经络走向的，都是顺着膀胱经走的，只有这样刮才会很顺畅，这样刮出来的瘀血才可以顺着膀胱经及时排出去。而横向给它分散以后，就没有排毒的通路可以出去，只是暂时出来，又被吸收进去了，根本没有循环。所以，刮痧一定要顺着经络刮。

上篇 刮去病痛，走近健康

第四章
美颜健体刮痧法

▶ 润肤养颜

润肤一般是指通过对皮肤的护理，使皮肤保持水嫩、光滑，富有弹性，从而达到防止皮肤老化，或减缓皮肤老化速度的目的。皮肤红润、细腻、光滑、富有弹性，体现自然的健美。

养颜一般是针对中老年人而言的，是抗衰老的目的或结果之一。当人体衰老时，在颜面的表现是肌肤枯瘪无泽、荣华颓落，或苍白，或焦黑，弹性减弱，干燥粗糙，萎缩，皱纹增加。此外，皮肤的色泽，根据黑、白、黄人种的不同有着很大的差异。而且与人的年龄、身体状况、工作生活环境、保养程度、遗传因素等都有着十分密切的关系。疾病或其他诸多因素都可以导致原来红润光泽、富有弹性、白皙柔滑的皮肤变得粗糙、晦黯。我国历代医家总结了各种驻颜之法，近年来，这些方法被不断挖掘，成为中医美容的重要内容。通过内调外润，使粗涩、萎黄、晦黯的面部皮肤变得红润光泽。

刮痧部位

头部：百会、阳白、丝竹空、瞳子髎、承泣。

腹部：中脘。

背腰部：大椎、脾俞、胃俞、命门、腰阳关。

下肢部：血海、足三里、三阴交。

上肢部：合谷、曲池。

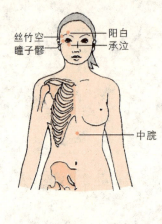
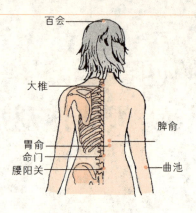
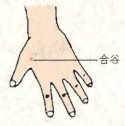
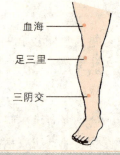

润肤养颜取穴

刮拭方法

（1）先让受术者两目闭合，采取坐式或平卧式，施术者站在受术者头侧或头后，先用热毛巾轻轻擦洗受术者被刮部位的皮肤，然后在要刮拭的部位和经穴涂上红花油或其他介质。先从其眼目、鼻旁、口角、两耳等处分刮，然后合刮于脸面部。主穴用泻法，配穴用补法，阿是穴即出现皱纹的部位。

（2）分部刮拭：

眼目：让受术者闭上眼，施术者用刮板边角对着两眼上睑，从内眼角向外眼角轻轻刮摩10～20次。

鼻旁：施术者用拇指按住鼻孔侧面，左右轮换，用刮板边角刮摩两旁迎香穴处，分别刮摩10～20次。

口角：施术者以刮板边角沿着口角四周，分别轻轻刮摩，上、下、左、右分别刮摩10～20次。

上篇　刮去病痛，走近健康

两耳： 施术者以刮板边角刮摩两耳之前方耳门，从上到下刮摩，左、右两耳分别刮摩10～20次。

脸面： 用刮板平刮，由眼目朝下，或者由鼻、口角向外耳处刮摩，反复操作10～20次，完毕。

---- 专家提醒 ----

①拭面部时一定要注意手法轻柔，如果过度刮拭，难免会损害面部的美观。

②不可勉强出痧，在施术过程中要注意与受术者交流治疗的程度。

▶ 保湿美白

美白指淡化面部的色素、使皮肤深层保湿美白，激活细胞再生能力，使弹性纤维、胶原蛋白重组，从而增加皮肤弹性和含水量，使皮肤润泽、亮白。

刮痧部位

头部： 头维、阳白（两侧）、太阳、下关、颧髎、颊车、地仓、大迎、神庭、印堂、素髎、承泣。

背部： 大椎。

上肢部： 合谷。

下肢部： 足三里。

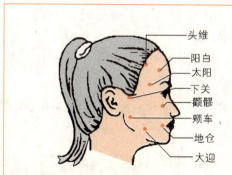
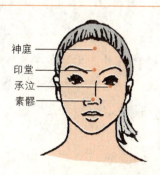

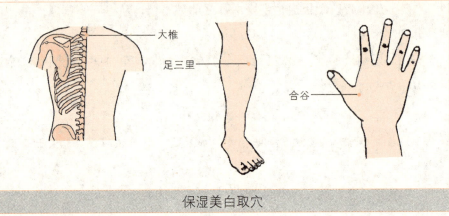

保湿美白取穴

 刮拭方法

（1）让受术者先取坐位或仰卧位，施术者进行面部刮痧之前，应彻底清洁面部。不用或少用按摩油、刮痧油作润滑剂。分以下3个步骤进行：印堂、太阳、颧髎和大迎。由督脉神庭至素髎一线按照由上至下的顺序进行刮拭。重点在双侧阳白穴进行刮拭。但要注意面部刮痧不可明显出痧，手法要轻柔，每次以面部发热或有轻微发红即可。

（2）让受术者取坐位或仰卧位，施术者用热毛巾擦洗患者被刮部位的皮肤，均匀地涂上刮痧介质，沿胃经承泣—地仓—颊车—下关—头维一线，由上向下进行刮拭，然后重点在督脉的大椎、手阳明大肠经的合谷、足阳明胃经的足三里穴进行点揉或刮拭，在施术部位进行刮拭，以刮出痧点为止。每次每个部位刮拭10次左右。每周1次即可。

专家提醒

①如果皮肤为干性或者敏感皮肤，切记手法要更加轻柔。
②治疗的过程中应注重心理调适和饮食调整。
③刮拭的过程中应注意选用适合自己皮肤的化妆品，以免发生感染和过敏。

上篇　刮去病痛，走近健康

▶ 防衰抗皱

防皱祛皱是指预防或消除面部及颈部的皱纹。皱纹是皮肤老化最初的征兆。皱纹进一步发展，则会形成皱襞，即皮肤上较深的褶子。皮肤最初的皱纹通常会在25~30岁出现，皮肤的老化过程随即开始，皱纹渐渐出现。出现部位的顺序一般是额—上下睑—外眦—耳前区—颊、颈部—领口周。由于皮肤性质或生活方式的不同，不少人的皮肤会过早衰老。因此，及早护理、延缓皮肤老化显得十分重要。

皮肤有无弹性是由真皮层生成的胶原蛋白、弹性纤维决定的。25岁以后，人体皮肤生成胶原蛋白的速度减慢，45岁后甚至停止。因此，25岁以后的人体皮肤会越来越松弛、缺乏弹性。

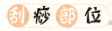

皱纹

头部：头维、阳白、头临泣、印堂、阿是穴。

鱼尾纹

头部：太阳、瞳子髎、丝竹空、角孙、阿是穴。

鼻唇纹

头部：迎香、颧髎、四白、下关、阿是穴。

颈纹

头部：风池、翳风、扶突、阿是穴。

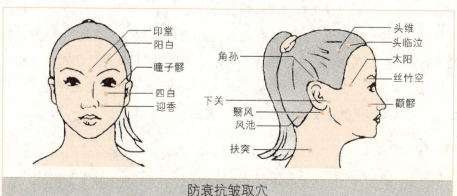

防衰抗皱取穴

刮拭方法

（1）让受术者取坐位或仰卧位，施术者进行面部刮痧之前，应彻底清洁面部。不用或少用按摩油、刮痧油作润滑剂。主穴每次3个，配穴每次1~2个，再根据各型的辨证要点进行配穴加减。前者用泻法，后者用补法。

（2）面部刮痧不可明显出痧，手法要轻柔，每次以面部发热或有轻微发红即可。

（3）根据皱纹的局部情况，相应在局部选取一组穴位，按照面部刮拭的常规方法进行刮痧。

> **专家提醒**
>
> ①注意改正不良的生活习惯，例如抽烟等。注意生活规律，保证充足的睡眠，合理搭配饮食，不偏食。
>
> ②多吃水果、多饮水，每天喝6~8杯水，以保持皮肤充足的水分。经常运动，加快血液循环，促进局部皮肤的血液营养供应，使皮肤的代谢正常。
>
> ③在平时应注意防晒及日常的面部保养。

▶ 丰胸健肌

丰满的胸部是女性曲线美的重要部分，女性的乳房以丰盈而有弹性、两侧对称、大小适中为健美。祖国医学认为，乳头属足厥阴肝经，乳房属足阳明胃经，肝主气机疏泄，胃主运化水谷精微，所以乳房的发育、丰满与人的情志是否舒畅，气血运行是否通达有密切关系。此外，女性乳房的发育和丰满还与肾精有关，当女子"肾气盛，天癸至"时，乳房也开始发育隆起。因此，乳房的美容保健重在肝肾脾胃等脏腑经络。

刮痧部位

胸部： 乳四穴（以乳头为中心的垂直水平线上，分别距乳头2寸）。

下肢部： 足三里、三阴交、太冲。

上篇 刮去病痛，走近健康

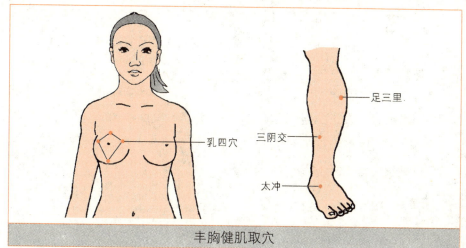

丰胸健肌取穴

刮拭方法

受术者取仰卧位，先在刮拭部位均匀涂抹刮拭介质，然后由外向内用泻法刮乳四穴，再刮拭下肢足三里、三阴交和太冲穴，以局部皮肤呈现红色斑点为度。在刮拭乳四穴时手法应稍轻。

专家提醒

①患者应选择合适的文胸，过松会使乳房下垂，过紧则影响乳房的血液循环。

②注意加强体育锻炼，特别是胸部肌肉的锻炼。有空时要多做乳房按摩和扩胸运动，让乳房更有弹性。千万注意，不要随便乱用健胸霜，以免发生过敏。

▶ 乌发润发

乌发润发是指改善头发干枯无泽、发黄灰白的状况，使头发乌黑有光泽。在生理情况下，人到四五十岁后，头发会逐渐开始斑白，但是在刚刚进入中年，甚至在青少年时期就出现白发，或者头发萎黄、干枯、灰白，则不正常。

祖国医学认为，毛发早白、枯黄是由于气血亏虚，不能上荣，而致毛发失养；或者由于脾失健运，气血化生不足，毛发失于濡养，或者后天精气过度亏耗，而致须发不荣。现代医学认为头发早白、枯黄与多种因素有关。营养不良如维生素A缺乏、蛋白质缺乏，过度疲劳，某些疾病如贫血、糖尿病、胃肠病等，物理因素如日晒的伤害，化学因素如染发、烫发等，以及遗传因素都可以导致头发早白、枯黄。

刮痧部位

背腰部：脾俞、肾俞、膈俞。　　下肢部：足三里、三阴交、太溪。

腰部：肾俞。

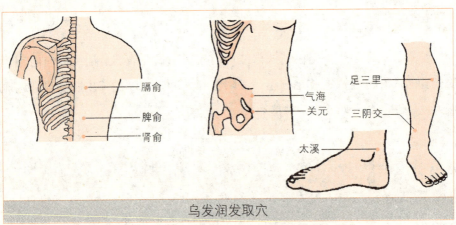

乌发润发取穴

刮拭方法

（1）受术者取俯卧位，施术者站于受术者一侧，在背部刮拭部位涂抹刮痧介质后，由上向下用补法刮拭膈俞、脾俞、肾俞穴，以局部出现紫红色痧痕为度。

（2）如受术者属于气血亏虚型，嘱其取仰卧位，在腹部刮拭部位涂抹刮痧介质，再由上向下用补法刮气海、关元穴，刮至局部出现痧痕为止。

（3）让受术者取仰卧位，在下肢刮拭部位均匀涂抹刮痧介质，由上至下刮拭足三里、三阴交、太溪穴，以刮拭部位呈现紫红色痧点为度。

专家提醒

①在治疗期间，应注意生活有规律，要劳逸结合，切勿精神紧张，戒烟酒，注意适当的锻炼，保证充足的睡眠。

②平时应多吃牛奶、蛋类、豆制品、新鲜水果蔬菜及有营养的食品。

③乐观的情绪是最好的保健药品。人们处于欢乐的情绪中，生理上会有一种愉悦感，有助于乌发、润发。

▶ 明目亮眸

所谓黑眼圈，是眼眶周围皮肤的毛细血管内血液流动受阻，以及皮下有色素沉积而形成。年龄越大，眼睛周围的皮下脂肪变得越薄，所以黑眼圈更加明显。为了消除黑眼圈，拥有一双清澈的眼睛，就需要了解黑眼圈的成因。

先天性因素、贫血、久病体虚或大病初愈，眼部皮下组织薄弱，皮肤易发生色素沉着，从而出现黑眼圈。祖国医学认为，眼眶发黑者多属于肾虚水饮。另外，过度疲劳、睡眠不足、抽烟、生活不规律时，都会出现黑眼圈。

青色黑眼圈以20岁左右、生活作息不正常的人居多，因为其眼眶周围毛细微血管内血液流速缓慢，血氧消耗量增加，氧合血红蛋白明显减少。从外表看，皮肤出现黯蓝色。由于眼眶周围有很多微血管，睡眠不足、眼睛疲劳、贫血等因素，都会造成眼周肌肤瘀血、水肿。

茶色黑眼圈的形成与年龄增长相关，长期日晒造成眼周出现色素沉积，久而久之，就会形成挥之不去的黑眼圈。另外，血液瘀滞、黑色素代谢缓慢、肌肤过度干燥，都会导致茶色黑眼圈。

刮痧部位

头部：睛明、承泣、四白。　　**下肢部**：光明。

背腰部：心俞、肝俞、脾俞、肾俞。

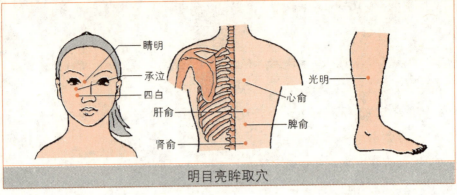

明目亮眸取穴

刮拭方法

（1）受术者取坐位或仰卧位，施术者站于受术者对侧，在刮拭部位涂抹刮痧介质后，用平补平泻法，从里向外刮拭眼周睛明、承泣、四白穴，注意在刮眼周穴位时，应用刮板角，手法轻柔，以免刮伤眼周皮肤。

（2）受术者取俯卧位，在背部均匀涂抹刮痧介质，由上至下用平补平泻法刮拭心俞、肝俞、脾俞、肾俞穴，刮至皮肤出现紫红色痧痕为度。

（3）最后受术者取仰卧位，在涂抹刮痧介质后，由上至下刮小腿部光明穴，刮至皮肤出现紫红色痧痕为度。

专家提醒

①治疗过程中应加强营养，保证充足的睡眠。

②多吃花生、核桃、芝麻、胡萝卜、蛋类、瘦肉、蔬菜、豆类、水果等食物。

③要学会消除精神负担，避免过度紧张，工作、生活有规律。

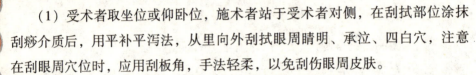

纤腰塑身

腰部曲线可谓是身体曲线美的点睛之笔，如果腰身恰到好处，即使胸不够丰满，臀不够上翘，在视觉上仍然给人以曲线玲珑的美感。反之，则会显得粗笨。

正常情况下，腰围与臀围之比应为0.72。如果小于0.72，属于梨形身材；如果大于0.72，即为苹果形身材；若达到0.8，则是典型水桶腰，用手轻轻一捏就会捏起赘肉。苹果形腰身易患心脏病，比率越高，危险越大，尤其是脂肪聚集在腰、腹部的人，应该予以注意。

腰臀比和健康危险系数。腰臀比越大，患冠心病的概率就越大。腰臀比为0.72~0.75，健康危险系数增加50%；腰臀比为0.76~0.83，健康危险系数增加102%；腰臀比为0.83~0.87，健康危险系数增加128%。

女性腰、腹部最易囤积脂肪。日常生活中要注意多做健美锻炼，控制饮食，养成良好的生活习惯。逐渐减轻体重，减少腰、腹部脂肪囤积，使腰臀比下降，健康危险系数减小。

刮痧部位

腹部：天枢、大横。
背腰部：脾俞、胃俞、腰阳关、腰俞。
肢部：足三里。

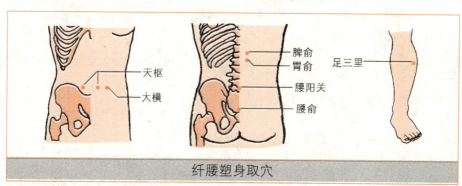

纤腰塑身取穴

刮拭方法

（1）受术者取俯卧位，施术者站于受术者一侧，在刮痧部位均匀涂抹刮痧介质，采用泻法，自上而下，刮拭脾俞、胃俞、腰俞、腰阳关，刮至局部皮肤出现紫红色痧痕为度。

（2）受术者取仰卧位，在刮拭部位均匀涂抹刮痧介质后，采用泻法，由上而下，刮拭天枢、大横、足三里穴，刮至局部皮肤出现痧痕为度。

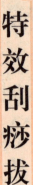

专家提醒

①痧时动作要轻，以免损伤皮肤。
②要尽量学会放松，充分锻炼腰肌。

▶ 瘦腿美体

腿部所占比例的大小，以及腿部的匀称性是影响整体美观的重要因素。人人都希望腿形修长匀称，腿部过短会给人身材矮小，比例失调的感觉；如果腿部赘肉过多，大腿、小腿粗细不均匀，都会影响美观。由于现代人行走运动减少，以至大腿内侧容易出现脂肪堆积。使腿部得到锻炼的最有效的健身运动是行走、骑自行车、越野跑、爬楼梯等。

腿部曲线不美也与不注意饮食有关，有些人常常不恰当地限制热量的摄入，忽视脂肪所起的作用。因此，在饮食上要做到低脂肪和高纤维相结合。例如，多吃蔬菜、水果，少吃富含脂肪的食物如快餐等。

下肢部：伏兔、足三里、血海、三阴交、风市、悬钟、承扶、委中、承山。

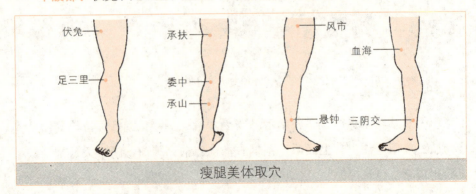

瘦腿美体取穴

刮拭方法

（1）受术者取俯卧位，施术者站于受术者一侧。在刮痧部位均匀涂抹刮痧介质后，采用泻法，自上而下，刮拭承扶、委中、承山穴，刮至局部皮肤出现紫红色痧痕为度。

（2）受术者取仰卧位，在刮拭部位均匀涂抹刮痧介质后，采用泻法，由上而下，刮拭风市、伏兔、血海、足三里、三阴交穴，刮至局部皮肤出现痧痕为度。

> **专家提醒**
> ①尽量多做腿部肌肉锻炼，使腿部保持紧绷状态。
> ②塑造腿部曲线美是一个较长的过程，不仅需要科学的方法，更需要有一定的耐心。

▶ 消疮祛痘

痤疮和痘痘是肌肤的最大"杀手"。中医认为，肺主皮肤，引起肺热的原因有很多，如外感风热、吃辣椒过多等，大便干燥移热于肺，所以皮肤问题主要从肺论治。

刮痧部位

背腰部：肺俞、大肠俞。　　**上肢部**：尺泽、支沟。

刮拭方法

（1）在背部肺俞、大肠俞进行刮痧。

（2）找到上肢的尺泽穴，进行刮痧。

（3）最后用砭石刮痧板棱角点按支沟穴。

特效刮痧拔罐速查图典

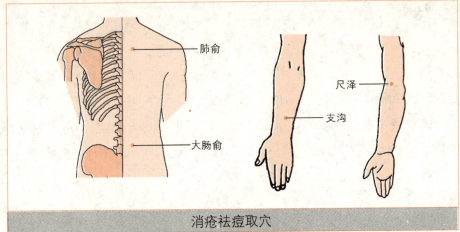

消疮祛痘取穴

专家提醒

①脸上长痘痘时，千万别用手抠或挤，否则会造成感染。

②少吃辛辣、油炸、高热量的食物，这些食物会诱发痤疮及粉刺的形成。

上篇　刮去病痛，走近健康

第五章
常见病症的刮痧疗法

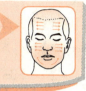

▶ 落枕

落枕为单纯性肌肉痉挛，一年四季均可发生。睡眠时颈部位置不当，负重物时颈部扭转，或风寒侵袭项背，使局部脉络受损，经气不调所致。

刮痧部位

颈部：风池、风府。
肩背部：肩井、天宗。
上肢部：外关、合谷。
下肢部：光明、悬钟。

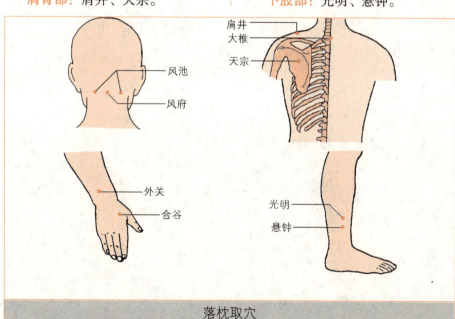

落枕取穴

刮拭方法

（1）头部的风池、风府穴应以点揉为主。

（2）肩背部的肩井、天宗穴应以重手法刮拭，以疏通病变部位的血脉。

（3）在刮痧部位反复刮拭，直至刮拭出痧痕为止，力度以患者感觉舒适为准。

专家提醒

①枕头高度要适宜，注意保暖，保持良好的睡眠姿势。

②反复落枕应考虑颈椎病的可能。

③经常做适当的颈部运动。

▶ 颈椎病

颈椎病是因颈部活动频繁，积年劳损，导致颈椎骨质增生、项韧带钙化、颈椎间盘萎缩退化等改变，使颈部血管、神经、脊髓受到压迫或刺激所表现出的一组症状群。

刮痧部位

颈部：风池穴周围。　　　　上肢部：外关。

肩部：颈侧至肩井、肩峰。

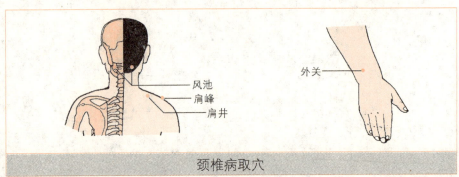

颈椎病取穴

上篇　刮去病痛，走近健康

刮拭方法

（1）头部的风池穴、腕背部的外关穴应以点揉为主。

（2）施术者持握刮痧板，按由上而下或由内而外的顺序，刮拭受术者颈侧至肩井、肩峰。注意刮板与皮肤呈45°。

（3）在刮痧部位反复刮拭，直至刮拭出痧痕为止，力度以患者感觉舒适为准。

专家提醒

①工作、学习持续时间不宜过长，注意正确姿势，枕头软硬适中，注意颈肩部保暖。

②减少颈部过度屈曲活动（如长期伏案工作），坚持颈部和肢体功能锻炼。

▶ 肩周炎

肩周炎是指肩关节囊和周围软组织的一种退行性、慢性病变，以肩周围疼痛，活动障碍为主要表现。本病好发于50岁左右，故称"五十肩"。因患者局部常畏寒怕冷，且活动明显受限，形同冰冷而固结，故称"冻结肩"。

刮痧部位

肩背部：大椎、身柱、肩井、天宗、阿是穴。

上肢部：曲池、外关、合谷、中渚。

下肢部：阳陵泉。

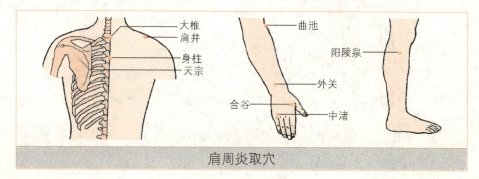

肩周炎取穴

刮拭方法

（1）施术者持握刮痧板，按由上而下或由内而外的顺序，刮拭受术者肩背及上、下肢穴位，以疏通病变部位的血脉。注意刮板与皮肤呈45°。

（2）在刮痧部位反复刮拭，直至刮拭出痧痕为止，力度以患者感觉舒适为准。

专家提醒

① 进行肩关节功能锻炼，防止粘连。
② 注意颈肩部保暖，勿提拿重物，避免新的损伤。

腰痛

腰痛为临床常见病症，疼痛部位或在脊中，或在一侧，或两侧俱痛，腰痛可见于任何年龄，是很多病症的常见症状之一。

刮痧部位

背腰部：肾俞、志室、腰阳关、腰眼、秩边。

下肢部：委中、承山、太溪、昆仑。

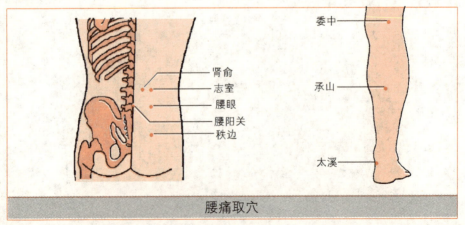

腰痛取穴

上篇　刮去病痛，走近健康

刮拭方法

（1）施术者持握刮痧板，按由上而下或由内而外的顺序，刮拭受术者腰部及下肢穴位。以疏通病变部位的血脉。注意刮板与皮肤呈45°。

（2）在刮痧部位反复刮拭，直至刮拭出痧痕为止，力度以患者感觉舒适为准。

专家提醒

①注意休息，弯腰下蹲时宜缓慢，勿搬重物，勿过度疲劳。

②注意腰腿部保暖防寒。

▶ 腰椎间盘突出症

腰椎间盘发生退变后，由某种原因（损伤或过劳等）致腰椎间盘纤维环部分或完全破裂，连同髓核一并向外膨出，压迫神经根或脊髓引起腰痛和一系列神经症状者，称为腰椎间盘突出症。

刮痧部位

背腰部：肾俞、命门、环跳、腰俞。

下肢部：风市、阳陵泉、承扶、委中、承山、悬钟。

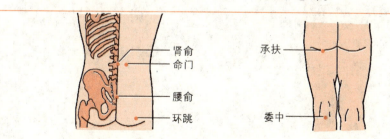

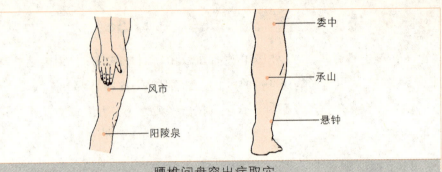

腰椎间盘突出症取穴

刮拭方法

（1）施术者持握刮痧板，按由上而下或由内而外的顺序，刮拭受术者腰骶部及下肢穴位。注意刮板与皮肤呈45°。

（2）在刮痧部位反复刮拭，直至刮拭出痧痕为止，力度以患者感觉舒适为准。

专家提醒

①10%～20%的腰椎间盘突出症患者，经保守治疗若仍然无效，可考虑手术治疗。

②急性期应以卧床休息为主，以减少椎间盘所承受的压力，有利于纤维环修复。配合辨证用药，并适当进行屈髋屈膝、伸展下肢和腰背肌功能锻炼。

③动静结合能提高疗效，缩短疗程。

④在临床症状解除后，仍应注意合理的生活规律和正确的劳动姿势，以防止复发。

坐骨神经痛

坐骨神经痛是指在坐骨神经走行径路及其分布区内发生的疼痛，为常见的周围神经疾病。本病多见于青壮年，男性较多，临床可分为原发性和继发性两类。

上篇　刮去病痛，走近健康

刮痧部位

背腰部： 肝俞、肾俞、命门、关元俞、中髎、秩边。
下肢部： 环跳、风市、委中、承山、阿是穴。

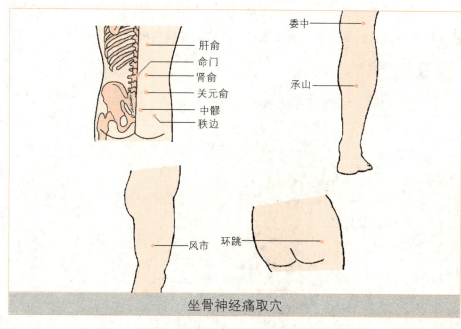

坐骨神经痛取穴

刮拭方法

（1）施术者持握刮痧板，按由上而下或由内而外的顺序，刮拭受术者腰骶部下肢穴位，以疏通病变部位的血脉。注意刮板与皮肤呈45°。

（2）在刮痧部位反复刮拭，直至刮拭出痧痕为止，力度以患者感觉舒适为准。

专家提醒

①注意劳动强度，改正不良劳动姿势，长期弯腰或腰部负重的工种可用腰围护腰。

②注意保暖与休息，改善居室条件，保持环境通风、干燥。

③急性损伤时，应卧床休息，局部注意保暖。

④继发性坐骨神经痛应针对病因治疗。

⑤适当进行体育锻炼，以增强体质。

▶ 类风湿性关节炎

类风湿性关节炎是一种以关节滑膜炎为特征的慢性全身性自身免疫性疾病。滑膜炎持久反复发作，可导致关节内软骨和骨的破坏。

刮痧部位

背腰部： 大椎至腰俞、肾俞。

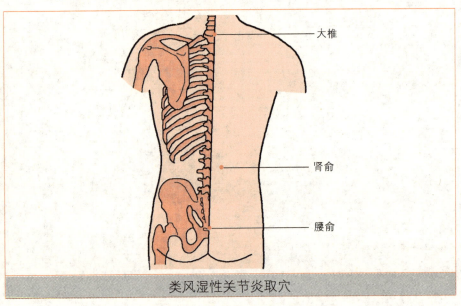

类风湿性关节炎取穴

刮拭方法

（1）施术者持握刮痧板，按由上而下或由内而外的顺序，刮拭受术者背部、腰部穴位，以疏通血脉。注意刮板与皮肤呈45°。

（2）在刮痧部位反复刮拭，直至刮拭出痧痕为止，力度以患者感觉舒适为准。

上篇 刮去病痛，走近健康

专家提醒

①刮痧治疗的同时应配合药物治疗。

②发热、关节肿痛等急性期，应卧床休息。

③加强体育锻炼，增强体质，避免感受风寒湿邪。

▶ 足跟痛

足跟痛多发于中老年人，轻者走路、久站时出现疼痛；重者足跟肿胀，不能站立或行走，平卧时亦持续酸胀或针刺感、灼热样疼痛，甚至涉及小腿后侧。

刮痧部位

下肢部：阴陵泉、三阴交、太溪、照海、金门。

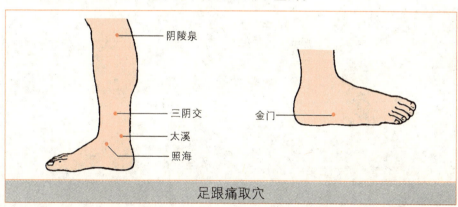

足跟痛取穴

刮拭方法

（1）刮痧手法应轻柔，以补法为主。

（2）在刮痧部位反复刮拭，以刮拭出痧痕为度。

专家提醒

①刮痧治疗有一定疗效,可同时结合中药内服外洗。

②注意休息,避免长时间站立、行走。

③补充钙质,避免风寒潮湿。

▶ 感冒

感冒系因外感风邪或时行病毒,客于肺卫,以鼻塞流涕、咳嗽、恶寒、发热、头身疼痛为主要临床表现。一年四季均可发病,以冬春季为多,轻者称伤风,重者称重伤风,若同时在某一地区流行,"病无长少,率近相似",则称时行感冒。

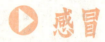

项部:风池。

背部:大杼、风门、肺俞。

上肢部:合谷。

下肢部:足三里。

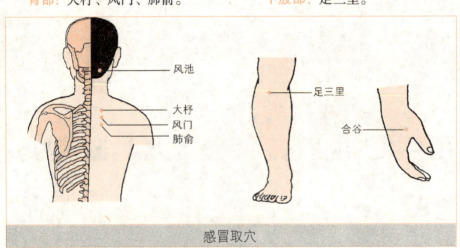

感冒取穴

刮拭方法

（1）将刮痧活血剂滴于刮痧部位，用刮痧板从上而下，由里而外顺次刮拭。

（2）对体质较好者，可用力刮至患者能够忍受；对体质较弱者，刮拭力量要柔和一些。刮至皮肤出痧为度。

专家提醒

①刮痧对外感有较好的退热作用。

②查明病因，做到辨证施治。

③多饮水，饮食应清淡。

失眠

失眠是指脏腑功能紊乱，气血亏虚，阴阳失调，导致不能获得正常睡眠的病症。主要表现为轻者入睡困难，或不能熟睡，睡后易醒，醒后不易再入睡，重者彻底难眠。

刮痧部位

头颈部：风池、四神聪、安眠。

背腰部：大椎、心俞、肝俞、脾俞、肾俞。

上肢部：神门、内关。

下肢部：足三里、三阴交。

刮拭方法

（1）采用常规手法，对于头部穴位的刮拭应采用点按法。

（2）背部和上肢、下肢部采用适当的刮法，根据体质的不同，采用不同的手法。

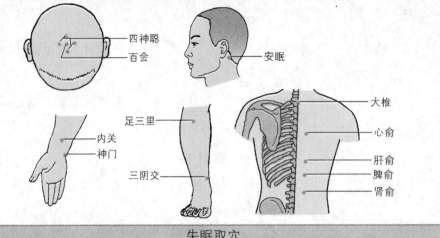

失眠取穴

|专家提醒|

①需排除器质性疾病引起的夜寐不安。

②若精神状态出现变化,应考虑精神障碍方面的疾病,需及时明确诊断,配合精神治疗。

③注意消除患者的焦虑和紧张情绪,避免情绪波动。

④保持环境安静,不吸烟,不饮浓茶、咖啡及酒等,以利睡眠。

⑤了解自身的睡眠周期,选择最合适的睡眠时间,养成规律性的睡眠习惯。

健忘

健忘是指记忆力减退,遇事善忘的一种病证。健忘又称"喜忘""善忘""多忘"。主要由肾气亏虚、心肾不交、心脾两虚、痰浊扰心、瘀血痹阻等因素所致。

上篇　刮去病痛，走近健康

刮痧部位

头部：百会、太阳、天柱。　　上肢部：神门、内关。
背腰部：心俞、肾俞、膏肓、志室。　　下肢部：足三里、太溪。

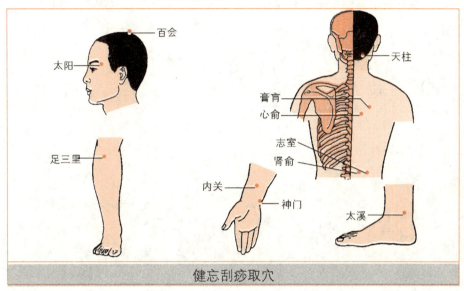

健忘刮痧取穴

刮拭方法

（1）采用常规刮拭手法，头部应以点按法为主，其余以补法为主。
（2）如兼来邪气，可在补虚为本的基础上加用泻法。

专家提醒

①注意精神调摄，做到喜怒有节，解除忧思焦虑，保持精神舒畅。
②坚持适量运动。肢体活动与认知功能密切相关，可延缓脑力衰退。
③睡眠环境宜安静，睡前避免饮用浓茶、咖啡，避免过度兴奋刺激。
④进行脑力活动。如读书看报、下棋、弹琴，或学习一门外语，均是很好的脑力锻炼。
⑤少量饮酒，可减缓记忆力衰退。以优质葡萄酒为佳。

头痛

凡整个头部疼痛,或者头的前、后、偏侧部疼痛,均称为头痛。头痛是临床常见的自觉症状,可单独出现,亦可见于多种急慢性疾患。头痛的发病与外感风、寒、湿,内伤肝、脾、肾三脏有关。

刮痧部位

头部:头维、印堂、太阳、百会、通天、风池。

上肢部:列缺。

下肢部:丘墟、阳陵泉。

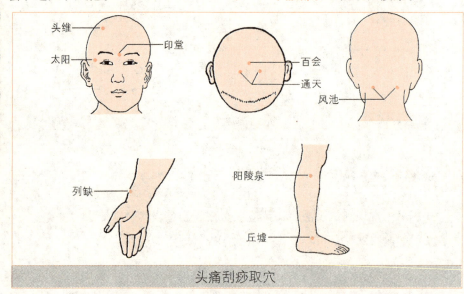

头痛刮痧取穴

刮拭方法

(1)采用常规刮痧手法,一般根据患者的体质而定,体质强壮者采用泻法(重刮为泻),体质消瘦、年龄较大者采用补法(轻刮为补)。

(2)在刮痧部位反复刮拭,直至刮拭出痧痕为止,力度以患者感觉舒适为准。

上篇　刮去病痛，走近健康

专家提醒

①刮痧能够明显缓解头痛。头痛可见于多种疾病，应做相应检查，以明确病因，排除脑部器质性疾病。

②生活要有规律，避免过度劳累，应戒烟酒，保持情绪稳定。

③饮食宜清淡，忌辛辣、肥甘之品。

④保证充足的睡眠，多参加户外活动。

▶ 三叉神经痛

三叉神经痛是指三叉神经分布区域内出现短暂性、阵发性、闪电样剧痛。三叉神经分为眼支、上颌支、下颌支。三叉神经痛分为原发性和继发性两类，前者每次发作时间短暂，数秒至数分钟，每日可反复发作数次至数十次，间歇期可无症状，且无三叉神经器质性病变；后者疼痛时间较持续，面部皮肤感觉障碍，且有原发病。

刮痧部位

面部：阳白、太阳、四白、下关、攒竹、巨髎、颊车、大迎、承浆。

上肢部：列缺、合谷。

下肢部：侠溪。

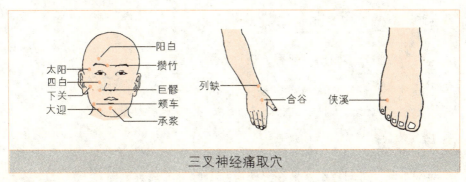

三叉神经痛取穴

刮拭方法

（1）先刮阳白，再点揉攒竹、太阳、颊车，最后刮列缺，这是针对三叉神经第一支痛。

（2）先点揉四白，再点揉巨髎，最后刮合谷，这是针对三叉神经第二支痛。

（3）接着点揉下关、颊车、大迎、承浆，然后刮合谷、侠溪。这是针对三叉神经第三支痛。

> **专家提醒**
> ①进食较软的食物，因咀嚼引起疼痛的，要进食流质或半流质，既不要吃也不要闻刺激性的调味品，以防因打喷嚏而诱发疼痛。
> ②保持心情舒畅，注意适当的体育锻炼，积极配合治疗。

▶ 面肌痉挛

面肌痉挛又称面肌抽搐，表现为阵发性、不规则性面部肌肉不自主抽搐，通常局限于眼睑或颊部、口角，严重者可波及整个侧面部。多见于中年以上女性。面肌痉挛开始仅见眼轮匝肌间歇性不自主抽搐，之后逐渐发展到面部其他肌肉，严重时可引起口角抽动。

刮痧部位

头面部：攒竹、阳白、迎香、颊车、地仓、人中。

项背部：风池、天柱、大椎、心俞、肾俞。

上肢部：合谷。

下肢部：太冲。

刮拭方法

先刮头部，再刮颊车至地仓，然后刮上肢，可刮双侧面部，患侧以轻柔

上篇　刮去病痛，走近健康

手法，健侧以稍重手法，下肢及项背部宜重刮。隔日1次。

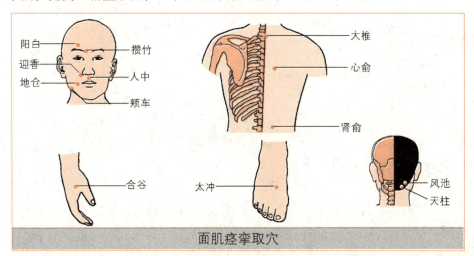

面肌痉挛取穴

专家提醒

①刮痧疗法对长期面肌痉挛者治疗效果较差。

②平时要注意多休息，避免过度劳累和情绪激动。

▶ 肋间神经痛

　　肋间神经痛是指循着该神经径路出现的疼痛性疾病。由于疼痛多继发于肋间神经炎症的基础上，又称为肋间神经炎。

　　本病疼痛剧烈，多呈烧灼样疼痛，疼痛区域往往呈条带状，多向背部放射，表现为一个或几个肋间经常性、针刺样疼痛，入夜更甚，患者常因疼痛而睡卧难安。相应区域皮肤感觉过敏，肋骨边缘压痛。

刮痧部位

背部：肝俞、胆俞、膈俞。

胸部：膻中、中府。

上肢部：尺泽、鱼际。

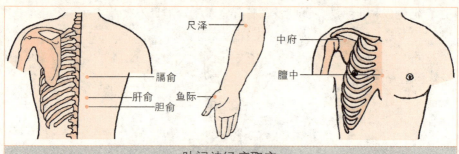

肋间神经痛取穴

刮拭方法

（1）施术者持握刮痧板，按由上而下或由内而外的顺序，刮拭受术者背部、上肢部及胸部的穴位，以疏通病变部位的血脉。注意刮板与皮肤呈45°。

（2）在刮拭胸部时手法宜轻柔。避免引起疼痛。

专家提醒

①急性肋间神经痛止痛后应及时查明病因。

②饮食宜清淡，忌食肥甘辛辣之品。

③保持心情舒畅，切忌恼怒生气。

▶ 多发性神经炎

多发性神经炎又称末梢神经炎或周围性神经炎。多由感染、中毒、营养代谢障碍、变态反应等损害周围神经末梢，从而引起肢体远端（尤其是下肢）对称性的感觉、运动及自主神经功能障碍的一种疾病。

刮痧部位

背腰部：肝俞、脾俞、胃俞、肾俞。

腹部：关元。

上肢：手三里、曲池、内关。

下肢：血海、足三里、三阴交、太溪、太冲。

上篇 刮去病痛，走近健康

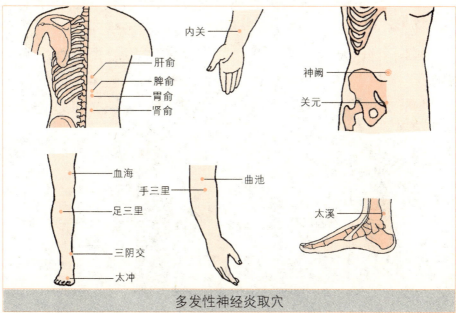

多发性神经炎取穴

刮拭方法

采用常规手法，先刮拭患者胸背部，然后再刮四肢。四肢刮拭顺序为从近心端向远心端。均宜采用重手法。

专家提醒

①本病在急性期应注意休息，饮食应丰富多样，加强营养。
②若出现肢体瘫痪卧床，应经常翻身，防止褥疮和血栓形成。
③应加强体育锻炼和肢体功能锻炼。

▶ 神经衰弱

神经衰弱是临床常见的一种神经官能症。指精神活动长期持续地过度紧张，使脑的兴奋和抑制功能失调，以精神活动易兴奋，脑力与体力易疲劳为特征。

特效刮痧拔罐速查图典

刮痧部位

头部：百会、太阳、风府、印堂、睛明。

胸部：膻中、期门、章门。

背腰部：心俞、胆俞、脾俞、肾俞。

上肢部：曲池、内关。

下肢部：血海、三阴交、行间。

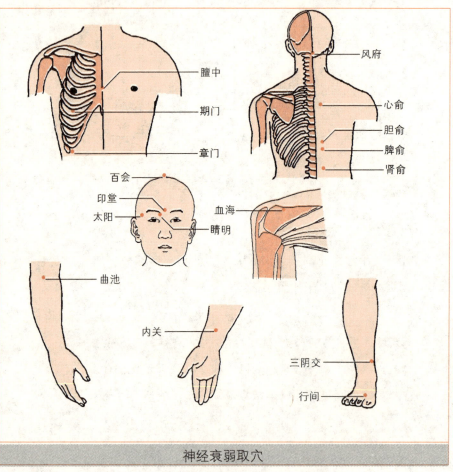

神经衰弱取穴

刮拭方法

（1）采用一般手法，在刮拭头胸部时手法宜轻柔。

（2）刮拭背部及下肢时，可根据虚实不同采用不同的手法。

上篇　刮去病痛，走近健康

专家提醒

①灸法有一定疗效，但治疗时间较长。
②平时应保持心情舒畅，适当参加体育锻炼。

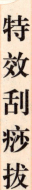

▶ 胃痛

又称胃脘痛，由外感邪气，内伤情志，脏腑功能失调等导致气机郁滞，胃失所养，以上腹胃脘部近歧骨处疼痛为主的病症。该病在消化系统中最常见，人群中发病率最高，西医学中可见急慢性胃炎、消化性溃疡、胃痉挛等。

刮痧部位

背部：脾俞、胃俞。　　　　上肢部：内关、手三里。
腹部：中脘、天枢。　　　　下肢部：足三里。

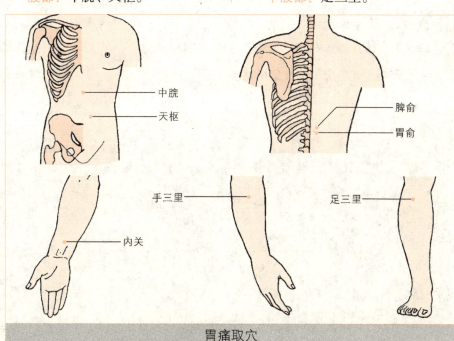

胃痛取穴

刮拭方法

（1）施术者持握刮痧板，按由上而下或由内而外的顺序刮拭穴位。注意刮板与皮肤呈45°。

（2）在刮痧部位反复刮拭，直至刮拭出痧痕为止，力度以患者感觉舒适为准。

| 专家提醒 |

①日常生活要注意饮食调理、生活规律。

②少食刺激性食物，勿过饱、过饥，忌食生冷、刺激性食物，保持心情舒畅。

▶ 便秘

便秘是指由于大肠传导失常，导致大便秘结，排便周期延长，或周期不长，但粪质干结，排出艰难，或粪质不硬，虽有便意，但便而不畅。便秘是临床常见病症，可出现于各种急慢性病症过程中。

刮痧部位

背腰部： 小肠俞、中髎。　　　**上肢部：** 支沟。

腹部： 大横、腹结、天枢、外陵。　**下肢部：** 足三里、上巨虚。

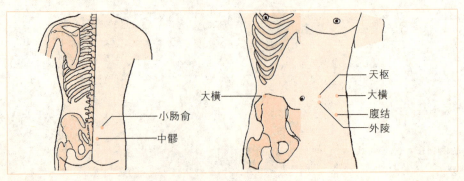

上篇　刮去病痛，走近健康

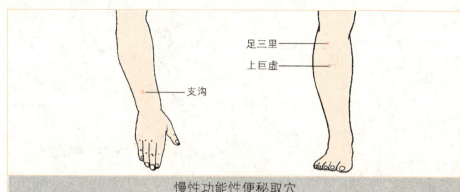

慢性功能性便秘取穴

刮拭方法

（1）施术者持握刮痧板，按由上而下或由内而外的顺序刮拭穴位。注意刮板与皮肤呈45°。

（2）在刮痧部位反复刮拭，至刮拭出痧痕或有便意即止，各穴以重手法为主。

专家提醒

①刮痧对于治疗本病疗效较好。
②老年人便秘可适当进食果仁类食品，以利通便。
③若便秘严重，应明确诊断，对症治疗。

▶ 痔疮

痔疮是在肛门或肛门附近因为压力而曲张隆起的静脉血管，主要是静脉丛扩大、曲张所形成的柔软静脉团，类似于腿部的静脉曲张，痔疮常发生出血、栓塞或团块脱出。

刮痧部位

头部：百会。　　　　　　　　　　**俞、次髎、长强。
背腰骶部：膈俞、肾俞、关元　　　**下肢部**：承山、足三里、丰隆。

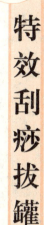

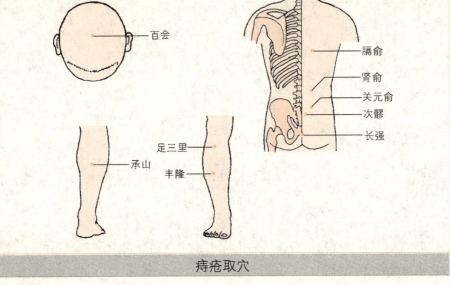

痔疮取穴

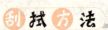

（1）先点按头部百会，再用泻法重刮腰骶部穴位，然后以补法刮拭足三里。

（2）根据虚实证型的不同，选择不同的穴位及手法。

专家提醒

①少食辛辣等刺激性食物，多食新鲜蔬菜。

②养成定时大便的习惯，以保持通利，防止便秘。

③加强肛提肌功能锻炼。

▶ 脱肛

脱肛又称直肠脱垂，是由于直肠黏膜下层组织和肛门括约肌松弛，或直肠发育缺陷、支持组织松弛无力等，使肛管、直肠、乙状结肠下段黏膜层或全层肠壁脱出肛门外的病症。多见于老年人、小儿或多产妇女。

上篇　刮去病痛，走近健康

刮痧部位

头部：百会。

腰骶部：肾俞、大肠俞、长强。

腹部：气海。

上肢部：二白。

下肢部：承山、足三里、阴陵泉、三阴交。

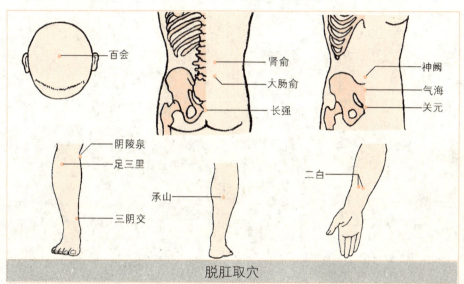

脱肛取穴

刮拭方法

（1）采用一般刮痧手法，头部百会穴以点揉为主。

（2）在刮拭气海、足三里、关元、肾俞等穴位时均用补法。

专家提醒

①增强体质，配合腹肌锻炼，积极治疗原发病。

②直肠脱垂后，要及时回纳，可用温水坐浴。

▶ 胆石症

胆石症属于祖国医学的"胁痛"、"黄疸"等病范畴。包括胆囊结石、胆总管结石、肝管结石，胆总管结石可原发于胆总管，亦可来自肝管或胆囊。

刮痧部位

背部：肝俞、胆俞。 泉、丘墟、太冲。

下肢部：胆囊点、足三里、阳陵

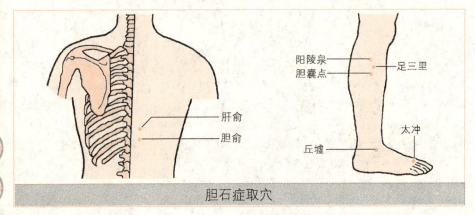

胆石症取穴

刮拭方法

（1）施术者持握刮痧板，按由上而下或由内而外的顺序，刮拭受术者背部、下肢及足部。注意刮板与皮肤呈45°。

（2）刮拭力度以受术者自觉胆囊区疼痛减轻、舒适为度。

专家提醒

①在饮食方面宜定时定量，少食多餐，不宜过饱。

②水果、果汁等可以弥补炎症造成的津液和维生素损失。急性发作时宜予低脂、易消化半流质或流质饮食；重者应予禁食、胃肠减压及静脉补液。

▶ 泌尿系感染

泌尿系感染是指细菌侵犯尿路任何一个部位引起炎症的总称。按照感染部位的不同，可分为肾盂肾炎和膀胱炎、尿道炎。

上篇　刮去病痛，走近健康

刮痧部位

背腰部：肾俞、膀胱俞。

腹部：关元、中极、水道、归来。

下肢部：阴陵泉、三阴交、复溜、太溪。

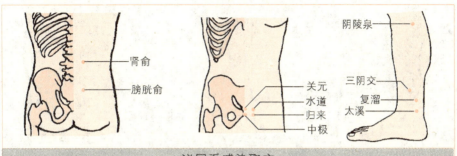

泌尿系感染取穴

刮拭方法

（1）施术者持握刮痧板，按由上而下或由内而外的顺序，刮拭受术者背部、腹部及下肢。注意刮板与皮肤呈45°。

（2）在刮痧部位反复刮拭，直至刮拭出痧痕为止，力度以患者感觉舒适为准。

专家提醒

①刮痧对于本病有较好的疗效。同时切记必须针对病原进行治疗。

②患者宜适当多饮水，注意休息，患病期间应禁行房事。

③保持外阴清洁是减少本病发生的基本措施。

▶ 前列腺炎

前列腺炎是以会阴坠胀疼痛，常有前列腺液溢出为主要临床表现的疾病。是男性泌尿系统的常见病，以中青年男性多见，有急性和慢性之分。

刮痧部位

背腰部：肾俞、膀胱俞。

腹部：关元、中极、水道、归来。

下肢部：脾经、阴陵泉、三阴交、复溜、太溪。

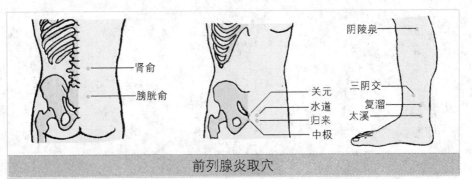

前列腺炎取穴

刮拭方法

（1）施术者持握刮痧板，按由上而下或由内而外的顺序，刮拭受术者背部、腹部及下肢。注意刮板与皮肤呈45°。

（2）在刮痧部位反复刮拭，直至刮拭出痧痕为止，力度以患者感觉舒适为准。

专家提醒

①前列腺炎患者忌饮用咖啡、酒等刺激性饮料及生姜等辛辣之品。

②患者忌长距离骑车、久坐、穿紧身衣裤。

③生活起居要有规律，保持情志舒畅，合理安排性生活。

▶ 遗精

遗精是指不因性生活或手淫、口淫等其他直接刺激而发生精液自发外泄的一种现象。其中夜梦纷纭、梦见淫事而遗精的，称为梦遗，亦称滑精。一般体健男性，每月遗精1～2次属正常现象，所谓精满自溢，不属病态。

上篇　刮去病痛，走近健康

刮痧部位

背腰部：肾俞、八髎（上髎、次髎、中髎、下髎各一对）。

腹部：关元、大赫。

下肢部：足三里、三阴交、太溪。

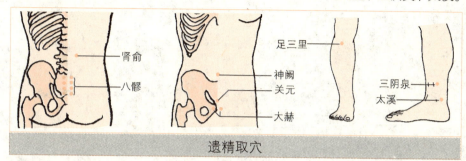

遗精取穴

刮拭方法

（1）施术者持握刮痧板，按由上而下或由内而外的顺序，刮拭受术者背部、腹部及下肢。注意刮板与皮肤呈45°。

（2）在刮痧部位反复刮拭，直至刮拭出痧痕为止，力度以患者感觉舒适为准。

专家提醒

①灸法对本病也有一定疗效。

②进行性知识和心理卫生指导，戒除手淫，消除不良情绪。

▶ 阳痿

阳痿是指男性在有性欲的状态下，阴茎不能勃起进行正常性交；或阴茎虽能勃起，但不能维持足够的时间和硬度，无法完成正常性生活。若平素性生活正常，偶尔由于一时性疲劳、重病、焦虑、醉酒等原因发生不能勃起或起而不坚的现象，不属病态。

刮痧部位

背腰部：心俞、肝俞、脾俞、肾俞、次髎。

腹部：关元、大赫。

下肢部：曲泉、复溜、三阴交。

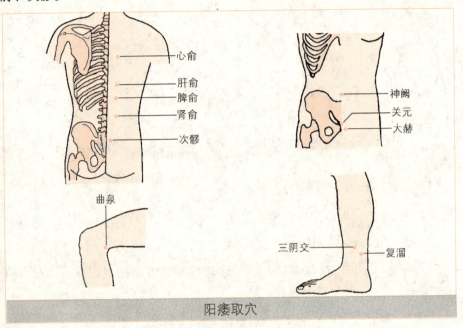

阳痿取穴

刮拭方法

（1）施术者持握刮痧板，按由上而下或由内而外的顺序，刮拭受术者背部、腹部及下肢。注意刮板与皮肤呈45°。

（2）在刮痧部位反复刮拭，直至刮拭出痧痕为止，力度以患者感觉舒适为准。

专家提醒

①戒酒，劳逸结合，注意个人卫生，避免泌尿生殖系统感染。

②停止或避免服用可能对性功能有不利影响的药物，如复方降压片、利血平及氯丙嗪等。

③戒除手淫，青壮年婚后避免房事无度。

上篇 刮去病痛，走近健康

▶ 早泄

早泄是指男子在阴茎勃起之后，未进入阴道之前，或正当纳入之时，以及刚刚进入而尚未抽动之时便已射精，阴茎也自然随之疲软并进入不应期的现象。正常男性偶尔出现这种现象，不足为怪。若上述症状持续或反复出现，即是病态。

刮痧部位

背腰部：命门、肾俞。　　**下肢部**：足三里、三阴交、太溪。

腹部：关元、中极。

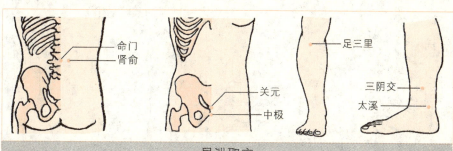

早泄取穴

刮拭方法

（1）施术者持握刮痧板，按由上而下或由内而外的顺序，刮拭受术者背部、腹部及下肢。注意刮板与皮肤呈45°。

（2）在刮痧部位反复刮拭，直至刮拭出痧痕为止，力度以患者感觉舒适为准。

专家提醒

①注意精神调摄，节制房事。

②注意营养，忌醇酒厚味。

高血压

高血压是指安静状态下动脉血压持续升高，尤其舒张压持续升高（超过140/90毫米汞柱）的全身性、慢性疾病。近年来，本病的发病率有不断上升和年轻化的趋势。

刮痧部位

头颈、脊柱及肩背部：太阳、肩井、风池。

上肢部：曲池。

下肢部：足三里、三阴交、太冲。

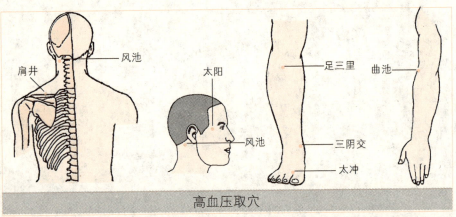

高血压取穴

刮拭方法

（1）受术者俯坐于椅背上，暴露后颈部和背部，刮拭头颈和两肩，然后揉太阳穴。

（2）受术者取俯卧位，刮拭脊柱及肩背两侧的膀胱经。

（3）受术者取仰卧位，刮上肢，先刮曲池穴，然后刮上肢的背侧。从肩部刮到手背侧的中指部。

（4）受术者取仰卧位，刮下肢，先刮足三里，然后刮小腿内下方。从三阴交刮到太冲穴的部位，最后点揉太冲穴。

（5）刮完后，擦干水渍或油渍，受术者穿好衣服，休息一会儿，再饮适

上篇 刮去病痛，走近健康

量姜汁糖水或白开水。

专家提醒

①刮痧对良性高血压的降压效果较好。对于重度、急进型高血压，只能作为辅助治疗。

②长期服用降压药物者，治疗起效后，不可马上停药。

③若由肿瘤、内分泌疾病等引起的高血压，应积极治疗原发病。

▶ 低血压

低血压是指收缩压低于 90 毫米汞柱、舒张压低于 60 毫米汞柱，65 岁以上的人收缩压低于 100 毫米汞柱、舒张压低于 60 毫米汞柱。轻者见头昏乏力，较重者可出现晕厥。

刮痧部位

头部：百会。

背腰部：厥阴俞、心俞、脾俞、肾俞。

胸部：膻中、中脘、关元。

上肢部：内关。

下肢部：足三里、三阴交、涌泉。

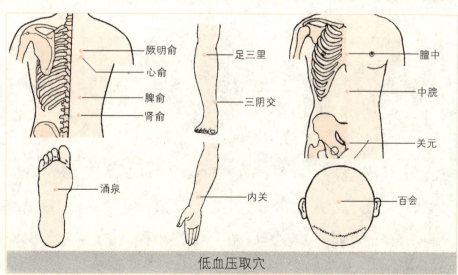

低血压取穴

刮拭方法

（1）根据患者的体质决定刮痧的手法，一般以补法（轻刮为补）为主。

（2）在刮痧部位反复刮拭，直至刮拭出痧痕为止，力度以患者感觉舒适为准。

专家提醒

①适当参加体育锻炼，增强体质。

②可适量服用人参、红枣等，通过食疗提高疗效。

冠心病

冠心病属中医"胸痛""胸痹""真心痛"等范畴。冠状动脉是供应心脏血液的血管，容易发生动脉粥样硬化，引发冠心病。

刮痧部位

背部：心俞、肺俞、膈俞。　　**上肢部：**内关、通里、神门。

胸部：膻中、乳根。

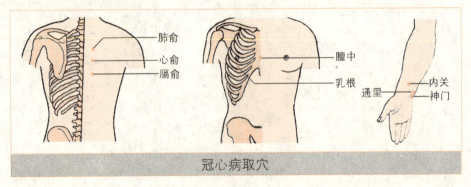

冠心病取穴

刮拭方法

（1）采用常规手法，先刮背部心俞、肺俞、膈俞，再刮前胸膻中、乳根，然后刮上肢内关、通里、神门。

上篇　刮去病痛，走近健康

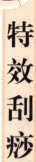

（2）一般根据证型虚实不同，手法轻重亦应有差异。

专家提醒

①要注意精神调摄，避免喜怒忧思过度，保持心情愉快。

②注意生活起居规律，做到寒暖适宜，尽量避免风暑寒湿等诱发因素。

③调节饮食，改正过食肥甘和喜嗜咸食的习惯，禁烟酒。

▶ 月经不调

月经不调是指月经的期、量、色、质的异常，并伴有其他症状。包括月经周期提前、推迟、无规律，月经量过多、过少，月经淋漓不净，以及月经色、质的改变。

刮痧部位

背腰部：肝俞、脾俞、胃俞。

腹部：气海、关元、期门、天枢、归来。

下肢部：足三里、太冲、地机、三阴交。

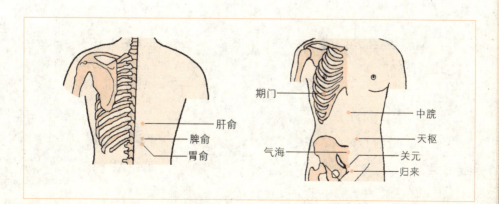

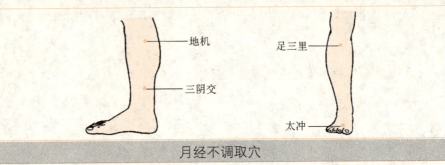

月经不调取穴

刮拭方法

（1）施术者持握刮痧板，按由上而下或由内而外的顺序，刮拭受术者背腰部、腹部及下肢穴位。以调和冲任，疏通血脉。注意刮板与皮肤呈45°。

（2）在刮痧部位反复刮拭，直至刮拭出痧痕为止，力度以患者感觉舒适为准。

专家提醒

①行经期间应适当休息，避风寒，忌冷饮，避水湿，禁止房事和剧烈活动。
②经期应保持精神愉快，饮食应营养丰富，少食刺激性食物。
③长期月经不调者，应及时到医院就诊，排除血液病、妇科肿瘤等疾病。

▶ 痛经

妇女每逢行经期或行经前后，小腹疼痛，影响生活、工作者。多见于未婚未孕妇女。

刮痧部位

背腰部：肝俞、肾俞、秩边、次髎、中髎。

腹部：气海、关元、中极、水道、归来。

上肢部：内关。

下肢部：阳陵泉、足三里、悬钟、三阴交、太溪。

上篇　刮去病痛，走近健康

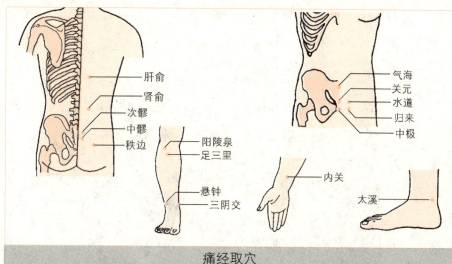

痛经取穴

刮拭方法

（1）施术者持握刮痧板，按由上而下或由内而外的顺序，刮拭受术者穴位。注意刮板与皮肤呈45°。

（2）根据虚实证型的不同，选择不同的刮痧手法。

专家提醒

①刮痧治疗要在每次月经来潮前3～5天进行。

②注意饮食起居，不贪食生冷、寒凉、油腻之品。经期避受风寒，忌冒雨涉水。

③注意调节情志，消除恐惧、焦虑情绪。

▶ 闭经

女子年逾18周岁月经尚未来潮，或已经行经而又中断3个月以上者，称为闭经。正常月经的建立依赖于下丘脑—垂体—卵巢轴的神经内分泌调节，以及子宫内膜对性激素的周期性反应。其中任何一个环节发生障碍,均可导致闭经。

刮痧部位

背腰部:肝俞、膈俞、脾俞、肾俞。
腹部:气海、关元、中极。
上肢部:合谷。
下肢部:足三里、太冲、行间、血海、三阴交。

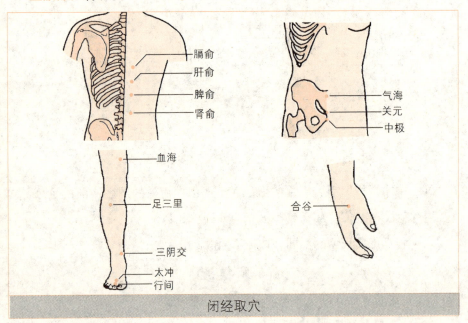

闭经取穴

刮拭方法

(1)施术者持握刮痧板,按由上而下或由内而外的顺序,刮拭受术者穴位。注意刮板与皮肤呈45°。

(2)根据虚实证型的不同,选择不同的刮痧手法。

上篇　刮去病痛，走近健康

> **专家提醒**
>
> ①闭经治疗难度较大，非短期内能奏效，容易反复，必要时需中西医结合治疗。
>
> ②多吃些补脾温肾的食物。
>
> ③忌过食生冷、寒凉食品。

▶ 带下病

带下病是指妇女阴道内流出的一种黏稠滑腻液体。正常情况下，女子发育成熟后，阴道可排出少量白色透明无特殊气味的分泌物，使阴道保持湿润，此为正常生理性带下。若带下量多，或色质、气味发生异常，则为病理性带下，即西医学"女性生殖系统炎症"的表现。

刮痧部位

腰骶部：肾俞、膀胱俞、白环俞、下髎。

腹部：气海、关元。

上肢部：间使。

下肢部：足三里、太冲、阴陵泉、太溪、三阴交。

刮拭方法

（1）施术者持握刮痧板，按由上而下或由内而外的顺序，刮拭受术者穴位。注意刮板与皮肤呈45°。

（2）根据虚实证型的不同，选择不同的刮痧手法。

特效刮痧拔罐速查图典

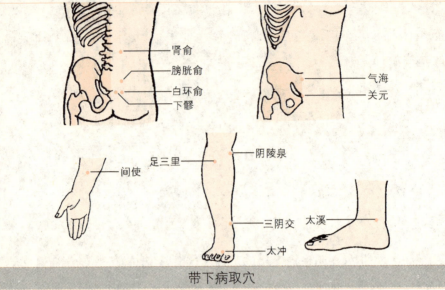

带下病取穴

专家提醒

①刮痧对于带下病有较好的疗效。如果病情较重可配合口服药物、洗浴等方法，增强疗效。

②注意个人卫生，保持阴部清洁。

▶ 慢性盆腔炎

女性内生殖器及其周围的结缔组织、盆腔腹膜发生炎症，称为盆腔炎。急性盆腔炎治疗不当或患者体质较差，迁延而成慢性盆腔炎。主要病变为结缔组织粘连，分泌液积聚。因病程迁延，常在机体抵抗力下降时发作。

刮痧部位

背腰骶部：心俞、脾俞、胃俞、肾俞、次髎。

腹部：气海、中极。

上肢部：内关。

下肢部：足三里、丰隆、阴陵泉、血海、三阴交。

上篇　刮去病痛，走近健康

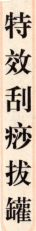

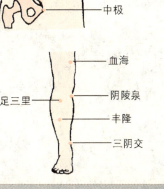

慢性盆腔炎取穴

刮拭方法

（1）施术者持握刮痧板，按由上而下或由内而外的顺序，刮拭受术者穴位。注意刮板与皮肤呈45°。

（2）在刮痧部位反复刮拭，直至刮拭出痧痕为止，力度以患者感觉舒适为准。

专家提醒

①慢性盆腔炎属妇科顽症之一，病程长，迁延难愈。

②注意个人卫生，尤其是经期、孕期和产褥期卫生。

▶ 急性乳腺炎

急性乳腺炎是指乳房急性化脓性疾病。多发生于产后3~4周的妇女，尤其初产妇多见。多由细菌如葡萄球菌、链球菌从裂开的乳头侵入，或乳汁瘀积，阻塞不通，细菌迅速繁殖而引起。中医称为"乳痈""奶痈"。

刮痧部位

背部： 肝俞、脾俞、胃俞。　　**腹部：** 中脘、天枢。
胸部： 乳根、膻中、期门。　　**下肢部：** 足三里、行间。

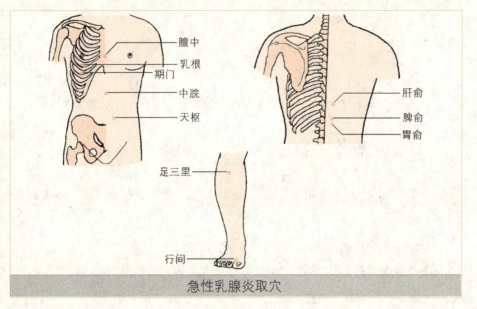

急性乳腺炎取穴

刮拭方法

（1）施术者持握刮痧板，按由上而下或由内而外的顺序刮拭，以背部俞穴为主，疏通经络气血。注意刮板与皮肤呈45°。

（2）在刮痧部位反复刮拭，直至刮拭出痧痕为止，力度以患者感觉舒适为准。

专家提醒

①注意乳房卫生，刮痧后可自行按摩。
②发现乳头有破损或破裂，要及时治疗。注意婴儿的口腔卫生。

▶ 子宫脱垂

子宫脱垂是指子宫从正常位置沿阴道下降,子宫颈外口达坐骨棘水平以下,甚至子宫全部脱出阴道口外。本病与多产、产伤、卵巢功能减退,以及产后过早参加体力劳动,或习惯性便秘所致腹内压力增高有关。

刮痧部位

头部:百会。

腰骶部:肾俞、上髎、次髎。

腹部:气海、关元、维道。

下肢部:足三里、阳陵泉、三阴交、照海。

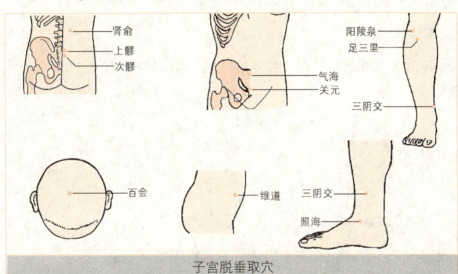

子宫脱垂取穴

刮拭方法

(1)刮拭头部百会穴时应以点揉为主。

(2)施术者持握刮痧板,按由上而下或由内而外的顺序,刮拭受术者腰骶部及腹部穴位。注意刮板与皮肤呈45°。

(3)在刮痧部位反复刮拭,直至刮拭出痧痕为止,力度以患者感觉舒适为准。

专家提醒

①避免重体力劳动,避免增加腹压的剧烈运动。
②保持心情舒畅,尽量减少性生活,配合肛提肌锻炼。

▶ 产后腹痛

在产褥期,发生与分娩或产褥有关的小腹疼痛,称产后腹痛,其中因瘀血引起者,称"儿枕痛"。分娩一两天后,常有小腹部阵发性疼痛,持续3~5天可逐渐消失,为产后子宫缩复所致,属生理现象,不属本病范畴。

刮痧部位

背腰部:膈俞、肝俞、胃俞、肾俞。

腹部:气海、关元。

下肢:足三里、血海、三阴交。

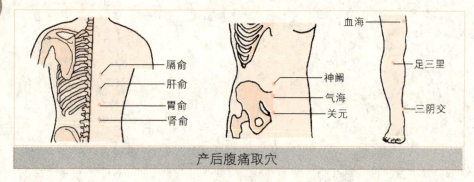

产后腹痛取穴

刮拭方法

(1)施术者持握刮痧板,按由上而下或由内而外的顺序,刮拭受术者背腰部及腹部穴位。注意刮板与皮肤呈45°。

(2)在刮痧部位反复刮拭,直至刮拭出痧痕为止,力度以患者感觉舒适为准。

上篇　刮去病痛，走近健康

专家提醒

①注意饮食调节，忌食辛辣、生冷、寒凉之品。
②保持外阴清洁，预防邪毒感染。
③卧床休息，保证充分睡眠，注意保暖。
④精神放松，保持心情舒畅。

▶ 百日咳

百日咳是由百日咳杆菌引起的小儿急性呼吸道传染病。好发于冬春季节，凡未经百日咳菌苗全程免疫注射的5岁以下儿童，均为易感者。祖国医学称本病为"顿咳""鸡鸣咳"。

刮痧部位

胸部：天突、中府。
背部：大椎、陶道、风门、肺俞、身柱。
上肢部：合谷、尺泽、孔最、列缺、太渊。
下肢部：丰隆、蠡沟。

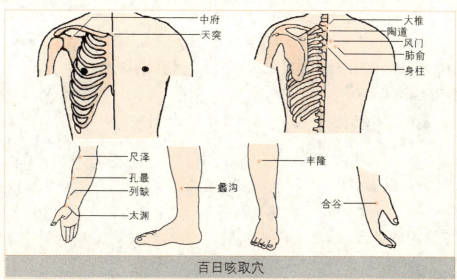

百日咳取穴

刮拭方法

（1）将刮痧活血剂滴于刮痧部位，用刮痧板按从上而下或由里而外的顺序刮拭。

（2）对体质较好者，可用力刮至患者能够忍受；对体质较弱者，刮拭力量要柔和一些，刮至皮肤出痧为度。

（3）点、线、面结合，头、胸部用力易轻柔，背部及上、下肢可重刮。

专家提醒

①确诊患儿应立即隔离4~6周，对疑似患儿或与患儿有密切接触者，应密切观察3周。

②发病后注意休息，避免外出，保证充足的睡眠。

③注意室内通风，避免接触刺激性气味，以免引起咳嗽。

④密切观察病情变化，如发生高热、惊厥等症状，应及时就诊。

▶ 小儿惊厥

惊厥又称抽风，是小儿期较常见的紧急症状，各年龄小儿均可发生，尤以6岁以下儿童多见，特别多见于婴幼儿。多由高热、脑膜炎、脑炎、癫痫、中毒等所致。惊厥反复发作或持续时间过长，可引起脑缺氧、脑肿胀，甚至引起呼吸衰竭而死亡。

刮痧部位

头面部：人中、印堂、百会。
背部：大椎、身柱。
上肢部：曲池、合谷、神门。
下部肢：阳陵泉、丰隆、太冲、涌泉。

上篇　刮去病痛，走近健康

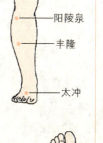

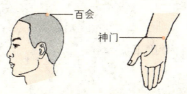

小儿惊厥取穴

刮拭方法

（1）在刮拭人中、印堂、百会穴时应以点揉为主。

（2）施术者持握刮痧板，按由上而下或由内而外的顺序，刮拭受术者背部及四肢穴位。注意刮板与皮肤呈45°。

（3）急性宜用重手法清热，慢性以补益脾胃为主。

专家提醒

①积极治疗原发病，避免惊恐。

②抽搐时忌强行牵拉扭伤筋骨，以免造成瘫痪或强直等后遗症。

③昏迷、抽搐、痰多的患儿，应保持呼吸道畅通，防止痰涎聚积导致窒息。

④注意加强营养，不会吞咽者给予鼻饲。

小儿疳积

小儿疳积是指小儿营养不良，是一种慢性营养缺乏性疾病。小儿疳积多发于3岁以下婴幼儿。初期不思饮食，恶心呕吐，腹胀或腹泻，继而烦躁好哭，睡眠不实，喜欢俯卧，手足心热，午后两颧部发红，大便时干时溏，小便如淘米水样，日久则面色苍黄，身体消瘦，头发稀少如穗状，头大颈细，腹大肚脐突出，精神委靡不振等。

刮痧部位

背部：大椎、身柱、脾俞、胃俞。　　**下肢部**：足三里。
腹部：中脘、天枢。

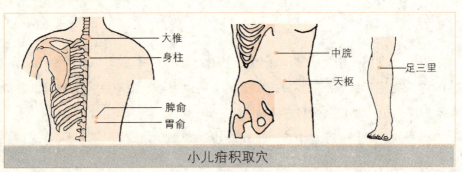

小儿疳积取穴

刮拭方法

（1）施术者持握刮痧板，按由上而下或由内而外的顺序，刮拭受术者上述穴位。注意刮板与皮肤呈45°。

（2）刮痧部位以出微红色痧痕为宜。

专家提醒

①常带小儿到户外活动，呼吸新鲜空气，多晒太阳，增强体质。
②提倡母乳喂养，合理添加辅食。

上篇 刮去病痛，走近健康

▶ 小儿夜啼

小儿夜啼是指婴儿每到晚间啼哭吵闹，或间歇发作，或持续不已，甚至通宵达旦，民间称为"夜啼郎"。长期夜啼，可影响小儿正常生长发育。

刮痧部位

头部：百会。

腰骶部：脾俞、肾俞、膀胱俞、次髎。

腹部：气海、关元、中极。

上肢部：尺泽、神门。

下肢部：足三里、三阴交、太溪。

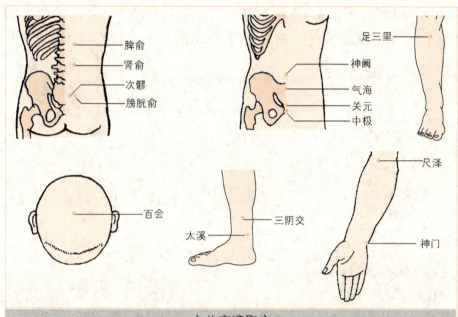

小儿夜啼取穴

刮拭方法

（1）刮拭头部百会穴时应以点揉为主。

（2）采用常规手法，虚证补之（手法轻柔），实证泻之（重手法）。

专家提醒

①孕妇及乳母不宜过食寒凉、辛辣，注意补充钙剂。
②加强新生儿护理，注意寒温适当，注意保暖，切忌过热。
③饮食温度适中，不宜过量。脾寒夜啼者，注意腹部保暖。

▶ 小儿遗尿

小儿遗尿是指3周岁以上的儿童，膀胱的排尿功能已能由大脑皮质控制，却在睡眠中经常小便自遗，醒后方知的一种病症。本病发病与精神因素、大脑发育不全、脊柱裂、蛲虫病等有关。多见于10岁以下的儿童，男孩多于女孩。

头部：百会。

腰骶部：脾俞、肾俞、膀胱俞、次髎。

腹部：气海、关元、中极。

上肢部：尺泽、神门。

下肢部：足三里、三阴交、太溪。

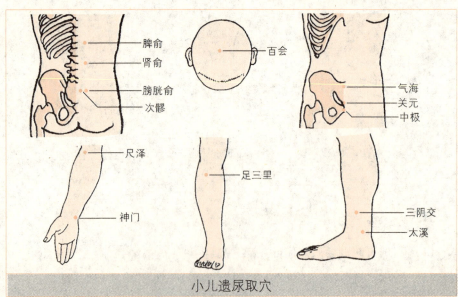

小儿遗尿取穴

上篇　刮去病痛，走近健康

刮拭方法

（1）刮拭头部百会穴时应以点揉为主。

（2）施术者持握刮痧板，按由上而下或由内而外的顺序，刮拭受术者腰背部及四肢穴位。注意刮板与皮肤呈45°。

专家提醒

①本病复发率较高，治愈后应继续治疗3～5次，以巩固疗效，复发后再次治疗仍有效。

②对遗尿患儿，应注意精神治疗，加强训练，定时唤醒排尿。注意纠正贪玩、过度疲劳、睡眠不足、睡前饮水等不良习惯。

▶ 小儿流涎

小儿流涎俗称"流口水"，婴幼儿较常见。多见于5岁以内婴幼儿，少数患儿可因口内溃疡或出牙而诱发。长期多量唾液外流，会诱发局部湿疹。

刮痧部位

背部：脾俞。　　　　　　　上肢部：合谷。

腹部：中脘、神阙。

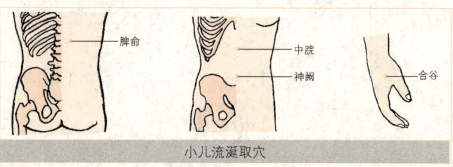

小儿流涎取穴

刮拭方法

（1）施术者持握刮痧板，刮拭受术者背部、腹部及上肢穴位，以健脾或泻热。注意刮板与皮肤呈45°。

（2）因小儿皮肤较嫩，刮痧手法应轻柔。

专家提醒

①保持孩子口腔卫生。

②多吃容易消化的食物。

小儿腹泻

小儿腹泻又称小儿消化不良，是一种以腹泻为主症的小儿消化系统常见病。多见于2岁以下婴幼儿，有急性和慢性之分。好发于夏秋季，多因气候变化、喂养不当、饮食过度、细菌或病毒感染引起。

刮痧部位

背腰部：大椎、胃俞、肾俞。　　上肢部：合谷。

腹部：中脘、建里、气海、章门。　　下肢部：足三里、内庭。

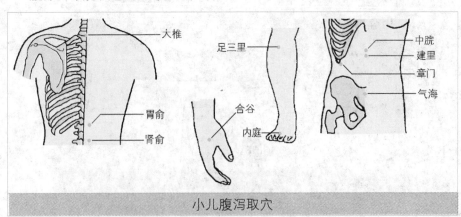

小儿腹泻取穴

上篇 刮去病痛，走近健康

刮拭方法

（1）施术者持握刮痧板，按由上而下或由内而外的顺序，刮拭受术者上述穴位。注意刮板与皮肤呈 45°。

（2）由于婴幼儿的皮肤较嫩，刮拭时手法应轻柔。

专家提醒

①在添加辅食时，最好让小儿先习惯一种食物，然后再加另一种食物。

②喂养时不要过冷、过热，量不要过多、过少，以避免增加消化道负担。而诱发腹泻。

▶ 近视

近视是常见的眼科疾病主要表现为视近物清晰，视远物模糊，还伴有眼胀、头痛、眼疲劳等症状，古称"能近怯远"。常见于青少年。

刮痧部位

面部：睛明、承泣。　　　　　上肢部：合谷。

颈部：翳明、风池。　　　　　下肢部：足三里、光明、三阴交。

背部：肝俞、肾俞。

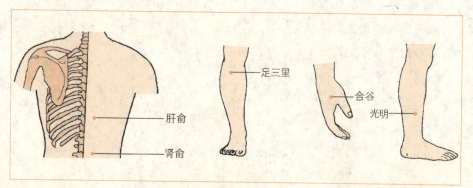

特效刮痧拔罐速查图典

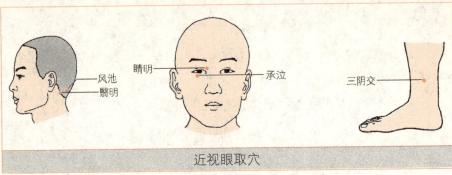

近视眼取穴

刮拭方法

（1）在刮拭头部穴位时宜以点揉为主。

（2）在刮拭背部及下肢穴位时，应以常规轻刮法为主。

专家提醒

①选购合适高度的桌椅，阅读时应保持正确的姿势。

②不躺着看书，不在车上看书。

▶ 远视

当眼球处于静止状态下，5米或5米以外的平行光线进入眼内，聚焦成像于视网膜后面者，称为远视。

刮痧部位

头部：睛明、百会、承泣、头维、四白。

下肢部：足三里、三阴交、照海、太冲。

上篇　刮去病痛，走近健康

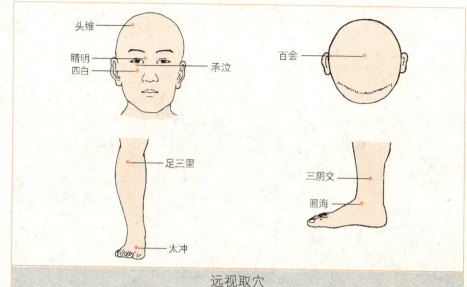

远视取穴

刮拭方法

（1）在刮拭头面部穴位时以点揉手法为宜。

（2）刮拭下肢部穴位时，实证重手法，虚证轻柔手法。

专家提醒

①如果发现远视，要及早到医院治疗，及时佩戴合适度数的眼镜。

②在阅读或写字时，书本和眼的距离应保持在30厘米左右。

③光线要充足、柔和，不要在阳光直射下看书、学习。

▶ 弱视

眼球没有器质性病变而矫正视力不能达到正常者称为弱视。弱视眼远视力常在0.3以下。

刮痧部位

头部：睛明、瞳子髎、承泣、丝竹空。

背腰部：肝俞、脾俞、肾俞。

下肢部：足三里、光明。

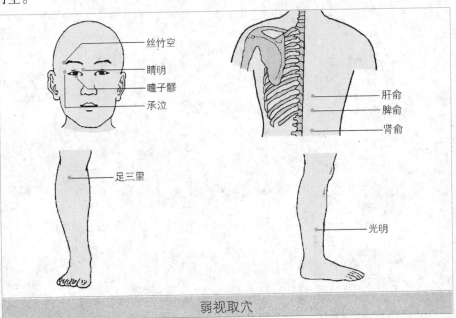

弱视取穴

刮拭方法

（1）在刮拭头面部穴位时以点揉手法为宜。

（2）在刮拭背部及下肢穴位时采用轻柔刮法。

专家提醒

①不要在光线过强或过弱的环境下看书、写字，一次连续看书或写字时间不要超过半小时，保持正确的看书、写字姿势。

②睡眠充足，维持交感神经和副交感神经功能平衡。

③多锻炼，如放风筝、踢毽子、打乒乓球等体育活动，促进眼睛的血液供应和新陈代谢。

上篇 刮去病痛，走近健康

▶ 老年性白内障

老年性白内障是一种进行性眼病。多见于40岁以后，50~70岁老人中的发病率为60%~70%，而70岁以上老年人可达到80%以上。

刮痧部位

头颈部： 睛明、攒竹、鱼腰、风池。　　**下肢部：** 足三里。
背腰部： 肝俞、肾俞。

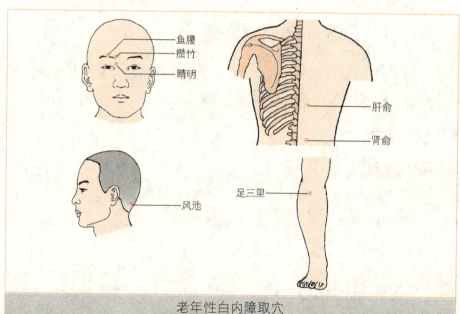

老年性白内障取穴

刮拭方法

（1）采用常规手法，在刮拭头面部穴位时手法不宜过重。
（2）在刮拭下肢及背部穴位时手法可略微加重。

> **专家提醒**
>
> ①早期药物治疗十分重要，可控制病情进展。症状好转后，不宜过早停药，要继续用药，以巩固疗效。
>
> ②点用眼药水后，如出现过敏反应（结膜充血及其他不适），应立即停药。
>
> ③药物治疗的同时，应注意视力、眼压的变化，如有青光眼症状，要及时到医院治疗。

▶ 青光眼

青光眼是指眼球内压力增高的疾病。有原发性、继发性和先天性之分，为眼科常见病，是致盲率最高的眼病之一。

刮痧部位

开角型青光眼取穴

面部：睛明、四白、攒竹、瞳子髎、太阳。

颈部：风池。

上肢部：内关、合谷、外关。

下肢部：足三里。

闭角型青光眼取穴

头面部：睛明、攒竹、丝竹空、太阳。

上肢部：外关、合谷。

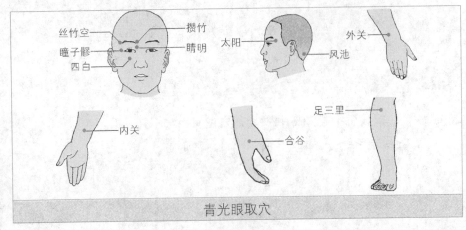

青光眼取穴

上篇　刮去病痛，走近健康

刮拭方法

（1）采用常规刮痧手法，在刮拭头面部穴位时以点揉为宜。

（2）在刮拭上肢和下肢穴位时，手法略重，以泻法为主。

专家提醒

①保持乐观舒畅，有助于防止病情加重，避免急性发作。

②避免在昏暗处用眼，如长时间看电影、电视等。

③忌食辛辣，少饮酒，避免短时间内大量饮水。

▶ 耳鸣

耳鸣是听觉异常的一种临床症状，患者自觉一侧或两侧耳朵听到一种声响，或如蝉鸣，或如水涨潮声等，声时大时小或不变，有碍正常听力。实际上此种声音并不存在，只是患者的一种自觉症状，在安静环境中感觉更明显。多种疾病均可出现此症。

刮痧部位

头部：听宫、听会、翳风、角孙。　　上肢部：中渚、少泽。

背腰部：命门、肾俞。　　　　　　　下肢部：足三里、太冲。

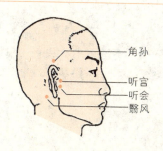
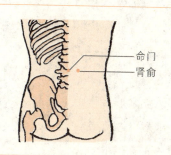

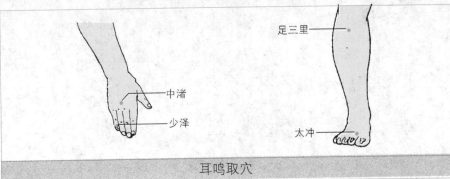

耳鸣取穴

刮拭方法

（1）采用常规刮法，在刮拭头部穴位时，以点按法为宜。

（2）辨证施法，实证宜泻肝胆，虚证宜补脾肾。

专家提醒

①注意多休息，避免劳累和情绪激动。

②远离噪音，节制房事。

鼻炎

鼻炎是指鼻腔黏膜和黏膜下组织的炎症，从发病的急缓及病程的长短来说，可分为急性鼻炎和慢性鼻炎。此外，还有一种十分常见的与外界环境有关的过敏性鼻炎。急性鼻炎是常见的鼻腔黏膜急性感染性炎症，俗称"伤风"，往往为上呼吸道感染的一部分。中医称之为"伤风鼻塞"，基本病机为风寒或风热之邪入侵，上犯鼻窍，宣降失常，清窍不利。

刮痧部位

急性鼻炎取穴

头部：迎香、印堂、太阳、上星。

颈部：风池。

胸部：膻中、中府。

上篇　刮去病痛，走近健康

上肢部：尺泽、列缺、合谷。

慢性鼻炎取穴

头部：迎香、印堂、百会、攒竹、上星。

颈部：通天、风池。

上肢部：合谷。

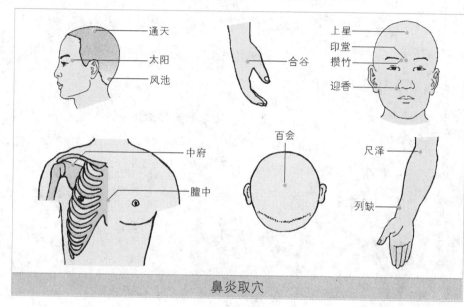

鼻炎取穴

刮拭方法

（1）在刮拭头面部穴位时以点按手法为宜。

（2）在刮拭合谷、列缺等四肢、胸部穴位时可采用常规刮法，轻刺激。

专家提醒

①保持鼻腔清洁湿润，及时清除鼻内积涕或痂皮。

②改善工作环境，注意劳动保护。

③积极治疗急性鼻炎，每遇感冒鼻塞加重，不可用力擤鼻，以免引起鼻腔感染。

特效刮痧拔罐速查图典

▶ 扁桃体炎

扁桃体炎为咽喉部两侧的扁桃体红肿、疼痛，表面有白色或黄色脓性分泌物的病症。

刮痧部位

急性扁桃体炎取穴

颈部：天突。

上肢部：曲池、合谷、鱼际、少泽。

下肢部：内庭。

慢性扁桃体炎取穴

头颈部：颊车。

上肢部：鱼际。

下肢部：足三里、三阴交、太溪。

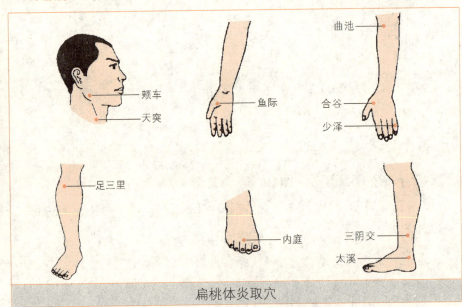

扁桃体炎取穴

刮拭方法

（1）急性扁桃体炎：刮拭穴位时应以重手法刮疗，以便泻热解毒。

（2）慢性扁桃体炎：刮拭穴位时宜泻颊车、鱼际，补足三里、三阴交、太溪，补益脾肾、驱邪外出。

上篇 刮去病痛，走近健康

专家提醒

①劳逸结合，注意休息，多饮开水，多食新鲜水果、蔬菜。
②咽痛明显者应对症处理，不可随意含服咽喉片。

▶ 牙痛

牙痛是口腔疾患中最常见的症状，牙齿及周围组织的疾病，牙邻近组织的牵涉痛及全身疾病均可引起牙痛。

刮痧部位

头部：下关、颊车、风池、大迎。
上肢部：外关、合谷、二间。
下肢部：太冲、太溪、内庭。

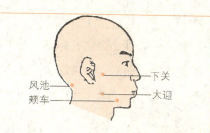

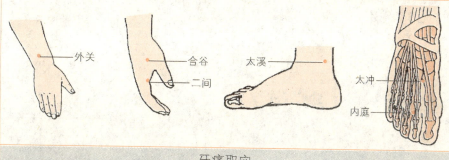

牙痛取穴

刮拭方法

（1）在刮拭头部穴位时以点揉为主，手法宜轻。
（2）在刮拭四肢穴位时以重刮为主。

专家提醒

①注意口腔卫生。
②忌食辛辣之品。

▶ 湿疹

湿疹是一种由多种内、外因素引起的表皮及真皮浅层的炎症性皮肤病。特点为自觉剧烈瘙痒,皮损呈多形性,对称分布,有渗出倾向,病程长,易反复发作。根据皮损特点可分为急性、亚急性和慢性。

刮痧部位

背部:大椎、肺俞、脾俞。　　下肢部:足三里、三阴交。
上肢部:曲池、内关、合谷。

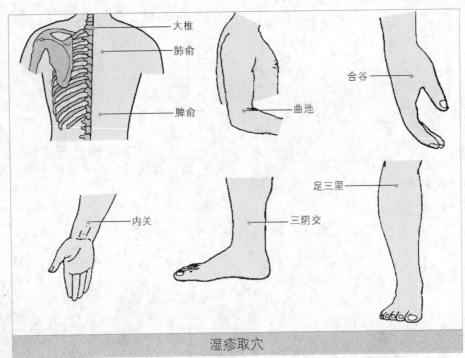

湿疹取穴

上篇　刮去病痛，走近健康

刮拭方法

（1）患者在发病时刮拭各穴均应采用重刮法，以清热化湿。

（2）平常可根据辨证不同，选用不同的穴位刮拭，调理体质。

专家提醒

①忌食辛辣食物及海鲜、牛肉、羊肉等发物。

②皮损处忌过度搔抓、热水烫洗及肥皂等碱性刺激。

▶ 带状疱疹

带状疱疹是由水痘-带状疱疹病毒引起的急性炎症性皮肤病，其主要特点为簇集水疱，沿一侧周围神经成群集带状分布，且疼痛剧烈，皮疹消退后遗留疼痛症状。

刮痧部位

头部：太阳、头维、阳白、攒竹、下关、翳风、颊车、地仓。

上肢部：曲池、外关、合谷。

下肢部：足三里、血海、三阴交、阳陵泉。

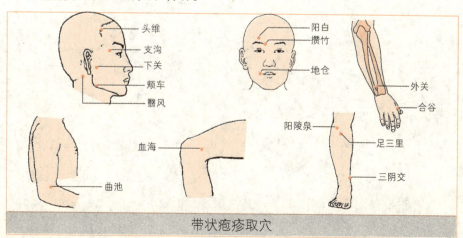

带状疱疹取穴

刮拭方法

（1）采用常规刮拭手法，刮拭头部穴位时宜轻柔。

（2）刮拭背部及上肢穴位时宜采用重手法，也可配合梅花针放血疗法。

专家提醒

①饮食忌油腻、生冷，以易消化的食物为宜，摄入充足的水分。

②加强体育锻炼，注意休息，提高机体抗病能力。

▶ 荨麻疹

荨麻疹是由多种病因引起皮肤、黏膜小血管扩张及渗透性增加的一种局限性皮肤病。本病可发生于任何年龄，四季均可发病。

刮痧部位

颈部：风府。

背部：大椎、膈俞。

上肢部：曲池、合谷。

下肢部：足三里、血海。

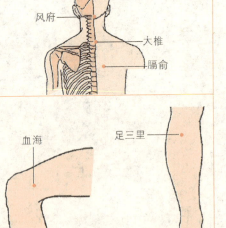

荨麻疹取穴

上篇　刮去病痛，走近健康

刮拭方法

背部、上肢和下肢穴位可用重手法，刮出痧痕为宜。

> **专家提醒**
> ①忌食辛辣刺激性食物及鱼、虾、蟹等含异体蛋白质的食品。
> ②避免过度劳累，消除紧张、忧郁等。
> ③加强体育锻炼，提高机体抵抗力，防止复发。

▶ 神经性皮炎

神经性皮炎又称单纯性苔藓，多见于青年和成年人。本病属祖国医学的"顽癣""干癣""湿癣""风癣"等范畴。

刮痧部位

颈部：风池。
背部：天柱、肺俞。
上肢部：曲池。
下肢部：足三里、血海、委中。

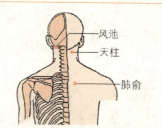

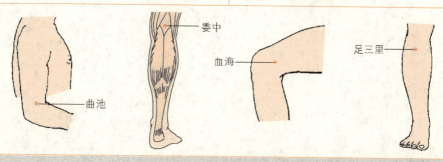

神经性皮炎取穴

刮拭方法

以四肢远端穴位为主,手法宜重,病变局部皮肤不要刮拭。

专家提醒

①注意生活饮食起居,切记避风寒。

②避免精神过度紧张。

▶ 皮肤瘙痒症

皮肤瘙痒症是指皮肤无原发性损害,只有瘙痒及因瘙痒而引起的继发性损害的一种皮肤病。本病好发于老年人及成年人,多见于冬季。

刮痧部位

背腰部:肾俞。

腹部:关元。

上肢部:曲池、合谷。

下肢部:阴廉、足三里、血海、承山。

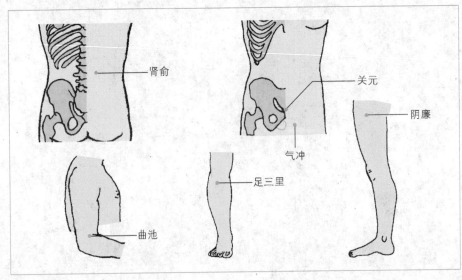

上篇　刮去病痛，走近健康

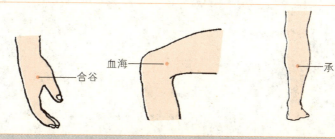

皮肤瘙痒症取穴

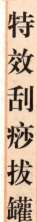

刮拭方法

（1）背部、腹部及上肢部穴位刮拭时可用重手法。
（2）在刮拭血海穴时可用揪痧或扯痧。

专家提醒

①忌食辛辣、鱼腥、酒类等。
②不宜搔抓、烫洗患处，以免加重病情。

▶ 斑秃

　　斑秃是一种以毛发突然发生局限性斑状秃落，局部皮肤正常，无自觉症状为特点的皮肤病。常突然发生，无明显诱因，如鬼使神差，故又称"鬼剃头"。本病可发生于任何年龄，以青壮年多见，男女发病率基本相同。发病部位95%以上在头皮毛发处，少数发生在眉毛、胡须等处。

刮痧部位

头部：百会、头维、阿是穴。　　　背部：肝俞、肾俞。
颈部：风池、风府。　　　　　　　上肢部：合谷。

特效刮痧拔罐 速查图典

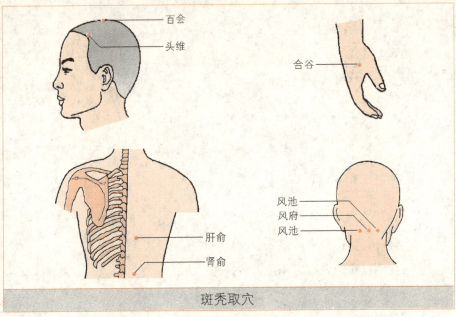

斑秃取穴

刮拭方法

（1）刮拭头部穴位时宜轻柔。

（2）在刮拭背部及上肢穴位时宜用重手法，同时配以梅花针放血疗法，效果更好。

专家提醒

①忌食辛辣、海鲜食物，注意调节情绪，保持良好的精神状态。

②用外用药，应在医生指导下选用药物。

下篇 养生拔罐，病去一半

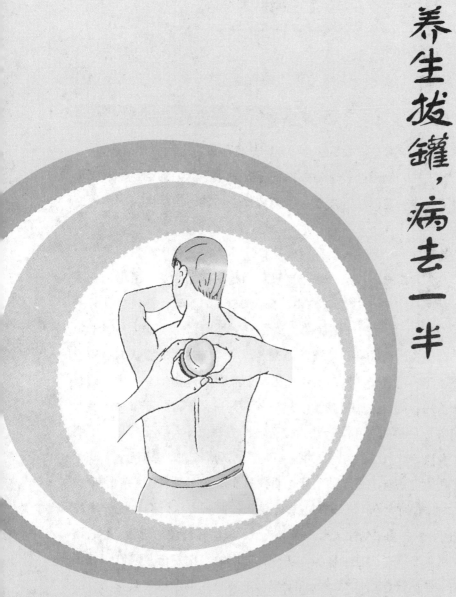

特效刮痧拔罐速查图典

第一章
一用就灵的拔罐养生

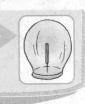

 源远流长的拔罐疗法

拔罐疗法是中医学的一个重要组成部分，是我国最古老的一种治病方法。它是以各种罐为工具，利用燃烧、加热抽气等方法排除罐内的空气，形成负压，使其吸附于人体一定部位的皮肤，以调节经络功能、治疗疾病的一种外治方法。

拔罐疗法是我国古代劳动人民在同疾病长期斗争的过程中积累起来的宝贵经验，有着悠久的历史。拔罐疗法早期被称为角法或角吸法，最早记载于我国现存的医学文献《五十二病方》中。公元281～361年，晋代葛洪著的《肘后方》中也有关于角法治疗疾病的论述。角法是用兽角（如牛角、羊角等）为工具，因将兽角磨成有孔的筒状而得名。书中有用制成罐状的兽角拔脓血以治疗疮脓肿的记载。公元755年，唐代王焘在《外台秘要》中，记载了用竹筒煮罐治病和刺血拔罐等疗法治疗痈疽。其后，宋代的苏轼和沈括所著的《苏沈良方》中描述了用火筒法治疗久咳的方法。《太平圣惠方》中明确记载了关于角法治疗痈疽的方法，并且阐明了其适应证和禁忌证。

至明清，拔罐疗法有了更大的发展。明代陈实功的《外科正宗》中记载了煮拔筒方，刘渊然的《济急仙方》中记载了竹筒吸毒法。清代赵学敏在《本草纲目拾遗》中有陶罐治疗风寒头痛、眩晕、风痹等的详尽记载，并介绍了火罐的出处、形状、适应证、操作方法等；吴谦的《医宗金鉴》则记载了火罐配合中药、针刺治疗痈疽等，并首次提出把辨证用药和罐法紧密结合的主张。

下篇　养生拔罐，病去一半

新中国成立以后，拔罐疗法有了新的发展，不仅在罐具、拔罐方法上有了发展，而且治疗范围也逐渐扩大，并与针灸、刺血、针挑等方法配合应用，使拔罐这一传统疗法得到了继承和发展。至今，拔罐疗法已成为治疗疾病的一种重要方法，成为中医学的一门独立学科。

为什么拔罐可以治病

拔罐疗法是我国传统的中医疗法，是具有民间特色的中医外治法的一种，古称角法，民间俗称为拔火罐、拔管子或吸筒，是利用燃烧、加热、抽气等方法排除罐内的空气，形成负压，使其吸附在皮肤上，用来治疗疾病的方法。由于拔罐疗法具有操作简便、经济实惠、安全无痛苦、疗效显著等特点，所以不仅临床上使用较多，在民间也广泛应用。

俗话说："扎针拔罐子，病好一半子。"可见拔罐疗法的作用是不可低估的。在古代，拔罐疗法主要用于风寒痹痛、头痛、眩晕、咳嗽、喘息、腹痛、伤风感冒、痈疽等。经过历代医家的不断总结和发展，其适应范围不断扩大，现已广泛应用于临床各科，可以治疗上百种疾病，且常会收到意想不到的效果。目前，拔罐法既可用于治疗急性疾病，如扁桃体炎、肺炎、急性腰扭伤等；也可用于治疗慢性疾病，如颈椎病、肩周炎、高血压、便秘、糖尿病等；还可以治疗某些疑难杂症，如银屑病、慢性疲劳综合征、急性视神经炎等。

拔罐疗法具有疏通经络、调节气血、平衡阴阳、调整脏腑、解除疲劳、强身健体等功能，可达到扶正祛邪、防治疾病的目的，因此，其不但可以治疗各种疾病，还可以用于日常保健。

拔罐疗法的神奇功效

拔罐疗法之所以在我国民间广为流传，深受广大患者的欢迎，是与其所具有的独特之处密不可分的。其特点归纳起来有如下几个方面。

经济方便，实用安全

拔罐疗法治疗疾病不需要用特殊的仪器设备，只要有专用罐具即可操作；如无专用罐具，居家使用的茶杯、酒杯或罐头瓶也可操作。拔罐的操作方法十分简单，即便不懂医学知识，只要掌握好要领，同样可以疗疾治病，取得意想不到的效果。此外，拔罐疗法一般不会出现医疗危险和毒副作用，只要把握好注意事项和禁忌证，患者可在无任何痛苦的情况下获得治疗，实用安全。

多种罐法，灵活运用

拔罐疗法用具简单，操作方便，而且不同的方法具有不同的治疗效果：闪罐法，祛风镇痛；留罐法，散寒祛湿；走罐法，活血理气；水罐法，温经散寒；刺络罐法，祛瘀化滞，消肿散结；药罐法，祛风散寒，通经活络，活血化瘀，安神镇痛。因此临床施治时可根据需要灵活运用，以达到最佳的治疗效果。

操作简便，应用广泛

拔罐疗法操作简便，易学易懂，特别适合家庭保健和自我保健。此外，由于拔罐疗法来自民间，并经过医家和百姓长期防病治病的实践和总结，其适用范围不断扩大，能治愈的疾病日益增多。

作用迅速，疗效显著

拔罐疗法无论对于急性病还是慢性病都有较好的疗效，急性病有时只需拔1~2次就能治好；即便是慢性顽固性疾病，治疗1~2个疗程也可缓解症状。所以，拔罐疗法的疗效是被大家认可的，是一种百姓喜爱、医生喜用、作用迅速、疗效显著的中医外治法。

哪些人群适宜拔罐疗法

（1）内科适用于感冒、支气管炎、哮喘、头痛、高血压、三叉神经痛、面神经瘫痪、失眠、健忘、糖尿病、胃肠炎、腹泻、便秘、消化不良、脑血

下篇　养生拔罐，病去一半

管意外、胆囊炎、肝炎等。

（2）外科适用于胃肠痉挛、腰椎间盘突出症、腰椎增生、坐骨神经痛、肩周炎、泌尿系结石、脱肛、落枕、神经损伤等。

（3）妇科适用于月经失调、盆腔炎、带下病、痛经、功能性子宫出血、更年期综合征、子宫脱垂等。

（4）男科适用于阳痿、早泄、遗精、不射精症、慢性前列腺炎、前列腺增生等。

（5）儿科适用于百日咳、哮喘、消化不良、遗尿、疳积等。

（6）五官科适用于结膜炎、近视、鼻炎、牙痛、咽炎、下颌关节炎、口腔溃疡、目赤肿痛等。

（7）皮肤科适用于痤疮、湿疹、皮炎、带状疱疹、荨麻疹、酒渣鼻、皮肤瘙痒症等。

（8）其他同时还可用于防病、强身。

拔罐也有禁忌证

（1）有出血倾向的患者，如血小板减少性紫癜、白血病、血友病、毛细血管脆性增加等不宜拔罐。

（2）皮肤病皮损部位、传染性皮肤病、皮肤严重过敏、局部皮肤破损溃烂者不宜拔罐。

（3）急性软组织损伤、外伤、骨折、静脉曲张、大血管体表投影处、心尖搏动处及瘢痕处不宜拔罐。

（4）妊娠妇女的下腹部、腰骶部、乳房及合谷、三阴交、昆仑等穴不宜拔罐，若在其他部位拔罐，刺激不宜强烈。

（5）五官及二阴处、毛发多的部位不宜拔罐。

（6）身体极度虚弱、形体消瘦、皮肤失去弹性而松弛者不宜拔罐。

（7）精神失常、狂躁不安及破伤风、狂犬病等痉挛抽搐不能配合者不宜拔罐。

特效刮痧拔罐 速查图典

（8）恶性肿瘤患者不宜拔罐。

（9）有重度水肿、中度或重度心脏病、心力衰竭、肾衰竭、肝硬化腹水者不宜拔罐。

（10）活动性肺结核患者不宜在胸腹部拔罐。

（11）醉酒、过饥、过饱、过度疲劳者均不宜拔罐。

以上所列并不是绝对禁用该法，有的疾病在一定的阶段可以配用该疗法治疗。

拔罐的七大注意事项

（1）选择卫生干净的环境，避风寒。若患者处于过饥、过饱、酒后、十分疲劳的情况下，则应调整饮食，待休息后再拔罐。

（2）拔罐时，患者要取舒适且能充分暴露局部的体位，并根据病情需要和部位选择不同口径的罐具，以免吸拔时漏气脱落。留罐过程中，要求患者保持不动或活动范围不能太大。

（3）需配合其他刺激法（如针刺等）时，应注意消毒器具与局部皮肤。

（4）若拔罐数目多，则罐具间的距离不宜太近，以免牵扯皮肤引起疼痛或因互相挤压而导致罐具脱落。

（5）拔罐时和留罐中要注意观察患者的反应和罐内的变化情况，若发现患者有不适感应立即起罐，一般片刻后即可恢复；反应严重者可让其平卧，给予保暖，并饮热开水或糖水，还可揉按内关、合谷、太阳、足三里等穴。

（6）起罐时，一手持罐底稍用力倾斜，另一手食指或拇指轻压罐口边缘的皮肤，使空气进入罐内，罐体即可脱落。操作时动作宜轻缓以减少疼痛，切忌用力拉扯或旋扭罐体。

（7）若因留罐时间过长等原因出现烫伤，应注意局部保持洁净，小水疱可任其自行吸收；若水疱较大或皮肤破损，则可用消毒细针挑破水疱，放出液体，再涂上甲紫即可。

下篇　养生拔罐，病去一半

拔罐的异常反应及处理方法

晕罐

在拔罐过程中，患者出现头晕、心慌、恶心、呕吐、冒冷汗、面色苍白、呼吸急促、脉细数等症状，甚至引起昏厥等反应时，称为晕罐。引起晕罐的原因是患者虚弱，或饥饿、疲劳、精神紧张，或置罐于禁忌部位等。一般而言，单纯拔罐引起晕罐者极为罕见，只有在施行针罐法和刺络罐法时才偶有发生。

局部异常反应

上罐后，患者即感到局部非常紧张、疼痛、灼辣难忍，数分钟即起水疱；或在施术局部的远端有发凉、发麻、疼痛等感觉，属于局部异常反应。

引起局部异常反应的原因大致有以下几个方面：

（1）患者心理反应过度，思想过于紧张。

（2）罐具型号选择不当，吸力过大。

（3）操作时失误，明火未灭；或温度过高，灼伤皮肤；或皮肤本来就有伤口。

（4）所涂药物的刺激性过强。

（5）罐口边缘过薄（指代用罐具）或不平滑，有沙粒状凸起或凹缝凸痕；或患者皮肤干枯松弛（如老人），上罐时可能旋转了手腕（旋罐），使皮肤出现皱褶。

（6）吸罐时间过长，局部瘀血形成过多，隆起明显。

（7）局部有潜在的较大动脉分布（如股动脉、足背动脉搏动处），由于吸力作用，局部软组织紧张，动脉受压而使血运受到影响，于是远端的组织发生出血、缺血，出现发麻、发凉、疼痛等反应。

异常反应的预防及处理

（1）预防要认真检查罐具质量，不符合要求的弃之不用。要严格遵守操作规程，在患者饥饿、疲劳、精神紧张时或酒后不要施术，尤其不要在反应敏感的穴位（如合谷、太冲等）施术。环境温度要适宜，不要太低，以免患者有寒冷感出现。上罐后，要多询问患者的感觉，多观察罐内皮肤的变化情况和患者的表情，随时注意调整施术手法。

（2）处理措施

①若局部皮肤起水疱，应立即起罐。起罐后涂甲紫，并加以包扎，以预防感染。

②在施行针罐法时，若针口过于胀痛，或酸胀痛感向他处传导而难以忍受时，应立即起罐，调整针的深度或刺向（角度），待反应减轻后再进行拔罐。

③出现晕罐时，切勿惊慌失措，应先把患者的衣扣解开，给其喝热开水，并注意保暖。

若仍未缓解症状，应立即起罐，让患者去枕平卧。若反应继续加重（如昏厥、低血压等），可使患者取头低脚高位，同时以指甲缘切按患者人中或十宣穴，或用指尖揉按其合谷、内关、足三里等穴。对出冷汗多或冷汗不止者，可用艾条温灸涌泉或百会穴。经上述方法处理后，倘若昏厥、低血压仍不能纠正，应考虑应用中枢神经兴奋剂或输液，必要时可送医院抢救。

下篇 养生拔罐，病去一半

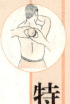

第二章
一看就懂的拔罐技巧

盘点常用的拔罐手法

临床常用的拔罐方法很多，概括起来可分为如下几种。

火罐法

利用燃烧的热力排去罐内的空气，使之形成负压而吸附于皮肤上的罐法，称为火罐法。火罐法是临床最常用的拔罐法之一，它既可以单独使用也可以多罐同时使用，单独使用时称为单罐法，多罐同时使用时称为多罐法。

采取单罐法还是多罐法一般根据病变的范围来决定，若病变范围比较小，或压痛点只有一点，可用单罐法；若病变范围比较大，或疼痛敏感点较多，可采取多罐法治疗，即根据病变部位的解剖形态，吸拔数个乃至十几个火罐。

采用多罐法时，根据治疗需要除了采用纵横排列的吸拔法外，还可采用三角形吸拔法或梅花形吸拔法，间距可疏可密，罐体大小掺杂。此外，多罐法拔罐时应采用先上后下、由外向内的吸拔顺序，罐具的型号应采用上小下大（吸拔力上小下大）的顺序，不可颠倒。

走罐法

走罐法是指罐具吸定以后，再反复推拉、移动罐具，以扩大施治面积的一种拔罐方法。操作时应选用罐口大小适宜、罐口壁较厚且光滑无破损的玻璃罐或有机玻璃罐，可在罐口或吸拔部位涂上一层薄薄的润滑剂，如液体石蜡、凡士林，或根据病情选用风油精、红花油、风湿油、药酒等，以便于罐滑动。拔罐后，操作者用右手握住罐子，用左手扶住并拉紧皮肤，在需要拔

特效刮痧拔罐速查图典

的部位上、下、左、右往返推动，一般背、腰、四肢部宜上下移动，胸部应按肋骨方向左右移动，腹部可旋转移动。操作时前进方向的罐口稍向上提起，后半部着力，至所拔部位的皮肤红润、充血甚至瘀血时，将罐取下。

走罐法适用于面积较大、肌肉丰厚的部位，如脊背、腰臀、大腿等处，由于经络气血不通、脏腑功能失调、风寒湿邪侵袭等造成的病症皆适用。

闪罐法

闪罐法是指用镊子夹住酒精棉球，点燃后送入罐底，再立即抽出棉球，将罐拔于患处，随即将罐取下，反复操作，直至皮肤潮红发紫出现痧点为止的拔罐方法。这种反复的牵拉、松弛，使皮肤血液反复灌注、输布、再灌注，从而改善了血液循环，对神经和血管有一定的兴奋作用。

闪罐法适用于外感风寒、肌肉痿软、皮肤麻木、功能减退的虚弱病症及中风后遗症等。由于此法不会在皮肤上留下瘀斑，所以较适合在面部使用。操作时，应注意闪火入罐时要快速送入罐底，火切不可在罐口停留太久，以免罐口太热而烫伤皮肤。如果反复闪罐，罐体温度过高，应换一个罐继续操作。

留罐法

留罐法是临床上最常用的拔罐法之一，又称坐罐法，即将罐拔住后，在治疗部位留置一定的时间，直至皮肤出现潮红、充血或瘀血为止。一般留罐10～15分钟（吸力强的留罐时间宜短些，吸力弱的留罐时间宜长些）。

留罐法主要用于寒邪引发的疾患、脏腑的病变、久病不愈、病位局限固定且较深者，如经络受邪、气血瘀滞、外感风寒、肢体麻木、消化不良等症。在皮肤娇嫩细腻、罐吸拔力大、红外线灯照射等情况下，不可留罐时间过长。

水罐法

水罐法是指在火罐内装入1/3～1/2的温水，闪火后迅速将水罐扣在治疗的穴位上或部位的一种拔罐方法。

水罐法多用于外感风寒、高热无汗、咳嗽、胃痛、风湿痛、腰痛等病症。

刺络罐法

刺络罐法是指刺络放血与拔罐配合应用的一种拔罐方法，常有两种不同的操作方法：

一是在刺络（刺血）后再拔罐，即在应拔部位进行皮肤消毒后，用三棱针点刺出血或用梅花针叩打局部后再行拔罐，以加强刺血治疗的作用。此法多用于治疗丹毒、乳痈、跌打损伤导致的软组织损伤瘀血等。应用此法时必须严格消毒，一般留罐10～15分钟，起罐后用消毒干棉球擦净血迹。有出血倾向的疾病，如血小板减少、血友病、白血病等患者，则不可使用此法。

二是皮肤消毒后，用三棱针、粗毫针或平口小刀在局部浅刺，刺激量分为轻刺、中刺、重刺三种，轻刺以皮肤红晕为度，中刺以微出血为度，重刺以点状出血为度。然后在刺络（刺血）处拔罐，留罐10～15分钟，以出血量5～10毫升为度，起罐后用消毒棉球擦干渗血。3～6天治疗1次，5次为1个疗程。

刺络罐法适用于病程短、症状较重、表现亢奋，具有红、热、痛、痒等表现的实证患者，如腰腿痛、风湿痛、肌肉劳损、神经性皮炎、丹毒、皮肤瘙痒、感染性热病、高血压（实证型）等病症。虚寒体质的患者一般不用此法。

针罐法

针罐法又称针刺拔罐法，是在用毫针刺入穴位并行针得气后留针，再以针刺处为中心进行拔罐。留罐10～15分钟，待皮肤红润、充血或瘀血时，将罐轻轻取下，然后将针起出。

针罐法一般采用玻璃罐，这样可随时观察罐内的情况。在操作中应注意，针柄不宜过长，以免触及罐底陷入体内。在胸背部施针罐法时应特别注意，因为罐内的负压可使针刺的深度改变，从而引起气胸。另外，还可在针刺穴位得气后出针，不按压针孔，立即在出针的穴位上拔罐，并吸出少许血液或组织液。

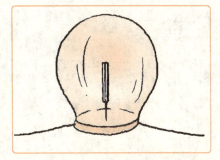

针罐法有针刺与拔罐的双重作用，可提高临床疗效，多用于单独拔罐疗

效欠佳的顽固性痛痹、软组织急慢性损伤等症。

药罐法

药罐法分为煮药罐、贮药罐和酒药罐三种。

(1) **煮药罐法** 操作前，用纱布将中药包好，放入砂锅内，加入适量的水煎煮。煎沸后，将竹罐放入煮10分钟左右，再将罐夹出，迅速用干净的干毛巾捂住罐口，以使其吸取药液，降低罐口温度，保持罐内的温度。然后，趁热迅速将罐扣在患处或穴位上，手持罐稍加压按约半分钟，使之吸牢即可。此法将拔罐与中药疗法结合在一起，发挥罐与药的双重作用，又有温热作用，多用于风寒湿痹证。但操作时要熟练，否则可致吸力不足。

(2) **贮药罐法** 一般用真空罐操作。在抽气罐中装入1/2~2/3的药液，如紫苏水、生姜汁、风湿酒等，然后用注射器或抽气枪抽去空气，使罐吸拔于皮肤上。

(3) **酒药罐法** 将泡好的药酒滴入罐内，按前述火罐法操作。

温罐法

温罐法是指在罐具吸定后留罐的同时，在治疗部位上加用红外线灯、白炽灯、周林频谱仪等照射，或用艾条温灸患部及罐体四周的拔罐方法。温罐法兼有拔罐和热疗的双重作用，既可提高疗效，又可防止患者着凉，多用于寒凉潮湿的季节，或虚寒、湿寒等病证。

指罐法

指罐法是指在需要拔罐的穴位或患处，先用手指点按或点揉后再进行拔罐的治疗方法。指罐法兼有拔罐和按摩的共同作用，可提高治疗效果，扩大治疗范围，临床多用于治疗病情较急、疼痛剧烈的病症，对软组织扭挫伤和劳损等症效果尤其显著。

摇罐法

摇罐法是指先将罐吸拔于皮肤上，然后手握罐体，有节奏、均匀地摇动或来回转动20~30次的拔罐方法。操作时，动作要平稳，用力要柔和，以增

下篇　养生拔罐，病去一半

加对穴位或皮肤的刺激量，促进血液循环，增强治疗效果。操作时，力求做到手腕放松，力量柔和适度，动作协调均匀，忌过快与生硬，以患者感觉放松、舒适、能耐受为度。

提罐法

提罐法是指先将罐吸拔于皮肤上，然后反复轻柔均匀地提拉火罐，直至皮肤出现瘀血点为止的拔罐方法。操作时，提按罐体的力量应逐渐加大，以罐体不脱离肌表为度，如此反复提拉20～30次。此法可使罐体内吸附的肌肤上下振动，以增加拔罐功效；振荡相应经络腧穴，可以促进脏腑气血运行，振奋五脏六腑。

提罐法常用于腹部，对胃脘不适、消化不良、小儿疳积、泄泻、痛经等症有较好疗效。

转罐法

转罐法是指在罐具吸定以后，用手握着罐体，慢慢地使罐体向左水平旋转90°～180°，然后再向右水平旋转90°～180°，一个左右转动为1次，反复旋转10～20次的拔罐方法。转罐法扭转力较大，可造成更大的牵拉，比摇罐法的刺激更强烈，可放松局部肌肉组织，促进气血流动，增强治疗效果。操作时，须在施术的肌肤上涂抹拔罐润肤油或水剂，手法要轻柔，以患者能忍受为度，忌用强力。

转罐法多用于软组织损伤、腰肌劳损等深部无菌性炎症所致的局部疼痛。

行之有效的操作方法

闪火法

操作时一只手持镊子或止血钳夹住酒精棉球，另一只手握住罐体，罐口朝下，将酒精棉球点燃后，迅速伸入罐内至罐体底部并马上抽出，然后迅速将罐体扣在所选定的部位，罐体便可吸附在皮肤上。操作时应注意：不要让火烧到罐口，以免罐口过热而烫伤皮肤。本法简便、安全，不易造成皮肤烫

特效刮痧拔罐速查图典

伤，适用于各种部位和体位拔罐。

投火法

操作时先将酒精棉球或纸片点燃后投入罐内，然后迅速将火罐扣在选定的部位。操作时应注意：使罐体横置于身体的侧面，以免棉球或纸片掉落在皮肤上造成烫伤。如果采用平卧位，可以选择稍硬的纸片，卷成纸卷或折成条状，点燃一端，

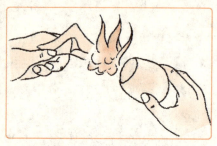

投入罐内，使燃烧的一端朝向罐底，未燃的一端对着罐口，然后迅速将罐扣在选定的部位上。拔罐时罐内燃烧后剩余的纸卷（或纸条）的长度应大于罐口的直径，以免烫伤皮肤。本法操作简便、安全，但不适合走罐等手法。

滴酒法

先将酒精或白酒滴入罐内，然后用火点燃，迅速将罐扣在选定部位。操作时应注意：根据罐体的大小决定滴入数量，千万不要滴得过多，以免拔罐时流出，烫伤皮肤。扣罐前应转动罐体，使酒精或白酒均匀地沾湿罐底及内壁，不要沾到罐口上。

架火法

用不易燃烧及传热、直径小于罐口的物体，如瓶盖、小酒盅等，放在选定的拔罐部位，将酒精棉球或数滴95%酒精放在里面，点燃后迅速将罐体扣在选定部位。操作时应注意：酒精棉球不要过大，酒精不要过多，以免燃烧时滴到皮肤上。扣罐时注意不要将瓶盖或酒盅碰翻，以防烫伤皮肤。本法取材方便，不易烫伤皮肤，但只适用于在固定部位拔罐，不适用于其他手法。

贴棉法

取一小块直径1~2厘米的棉片（不宜过厚），蘸上适量的95%的酒精，将棉片贴在罐内壁的下1/3处，点燃后立即将罐扣在

选定部位上。操作时应注意：酒精不要过多，以免燃烧后流到皮肤上造成烫伤。手法不宜过重，以免酒精棉片脱落而烫伤皮肤。

水煮法

将水加入铝锅或陶瓷锅中煮沸，放入竹罐，煮3~5分钟，然后用镊子或筷子将罐夹出，将水甩干净，迅速用干毛巾捂住罐口，将水吸干，以降低罐口温度，保持罐内热气，再迅速将罐扣在选定部位，稍加按压（约半分钟），使之吸牢即可。也可根据病情需要采用药液煮罐，即先将配制好的药物放在纱布袋内，扎紧袋口，放入锅内，加适量清水，煮成适当的浓度，再把竹罐放入药液中煮一定的时间后用镊子取出，按上法进行拔罐操作。本法温热作用好。药罐法可以根据不同的疾病选用不同的药物，但操作技巧不容易掌握。

抽气法

抽气法是指直接抽出罐内空气以形成负压的一种拔罐方法。操作时将罐口紧按在选定的部位，然后根据抽气罐的不同类型，用注射器、负压枪、抽气筒或排气囊等将罐内空气抽

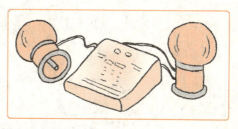

出，形成负压，使罐吸附在皮肤上。本法使用方便，不用点火，不会引起烫伤，罐内负压的大小可以调节，但无温热感。

拔罐疗法的操作要点

检查询问

拔罐操作前，应认真检查和询问患者，以确定是否有禁忌证，并根据病情确定诊治方案。然后让患者取适当的体位，暴露拔罐部位，对穴位进行擦洗消毒（有汗液的用纸巾拭干）。

拔罐时间

拔罐时间原则上应根据患者的病情、体质、年龄等因素和拔罐手法的不

同（如闪罐、留罐、走罐）而变化。一般拔罐时间以5～20分钟为宜。若以罐体大小来说，罐体大者拔罐时间应稍短，为5～10分钟；罐体小者拔罐时间应稍长，为15～20分钟。若以年龄来说，青壮年拔罐时间可稍长，老年人或儿童拔罐时间可稍短。若以体质来说，体健肌丰者拔罐时间可稍长，体虚瘦弱者拔罐时间可稍短。若以病情来说，病重、疼痛、慢性病者拔罐时间可稍长，病轻者拔罐时间可稍短。若以拔罐手法来说，留罐手法时间可稍长，走罐手法次之，闪罐手法应稍短。

拔罐次数与疗程

拔罐次数与疗程主要根据患者的病情、体质，拔罐后皮肤的颜色变化而定。常规治疗一般每日或隔日拔罐1次，6～10日为1个疗程。有慢性病或拔罐后皮肤出现红、紫、黑斑者可3～5日拔罐1次，或待皮肤红、紫、黑斑完全消退后再拔罐。若为需要尽快治疗的疾病（如感冒发热、急性胃肠炎），可轮换穴位进行拔罐，每日拔罐1～2次。

起罐及起罐后的处理

抽气罐打开罐顶气阀即可。其他罐具起罐时要两手协作，一手轻按罐口附近的皮肤，一手扶持罐具，待空气缓缓进入罐后即可脱罐。不可用力硬拔，以免损伤皮肤，产生疼痛。单纯拔罐起罐后可在被吸附部位涂上拔罐润肤剂、润肤油或按摩乳，以防皮肤干裂疼痛。天寒时，应让体弱者注意拔罐（吸附）部位的保暖，以免感受风寒。拔罐后10小时内拔罐吸附处皮肤忌沾凉水。起罐后应让患者饮用适量矿泉水或温凉水，以补充津液，增强活血通络、托毒外透之功效。若皮肤出现水疱，可让其自行吸收，或用消毒针或针灸针刺破，再用医用消毒棉球擦干，然后在局部涂些甲紫。使用先针灸后拔罐法吸附部位出现针孔出血时，可用医用消毒棉球在局部按压止血。

了解拔罐的常用体位

拔罐疗法应根据不同部位的疾病来选择不同的体位，原则上要求体位舒适并能持久，便于施治。每次拔罐治疗时间为10～30分钟，时间虽不长，但

下篇　养生拔罐，病去一半

要求患者相对保持某种姿势，不能大范围地活动，否则易发生漏气而掉罐。拔罐的常用体位有如下几种。

俯卧位

患者自然俯卧于床上，胸前、颏下可垫以软枕（也可不垫），踝关节下也可垫以软枕。此体位适用于头项、肩背、腰臀及双下肢后面的拔罐治疗。

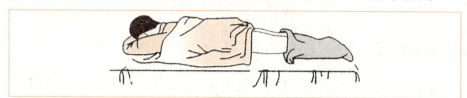

仰卧位

患者自然平躺于床上，双上肢平放于体侧或屈曲搭于腹侧，下肢自然分开，膝下可垫以软枕。此体位适用于头、胸腹、上肢内外侧、下肢内外侧及前面部位的拔罐治疗。

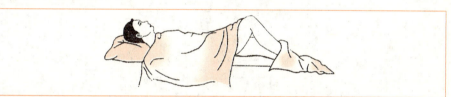

侧卧位

患者自然侧卧于床，双下肢屈曲，上面的前臂下可垫以软枕。此体位适用于颈、肩、肋、髋、膝及上、下肢外侧的拔罐治疗。

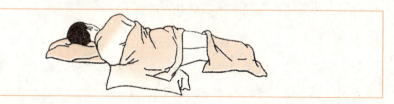

俯伏坐位

患者俯首而坐，双上肢平放在桌上，暴露颈项及腰背部。此体位适于头后部、肩背及腰部的拔罐治疗。

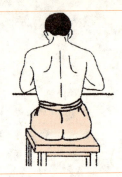

仰靠坐位

患者仰首靠坐于椅子上。此体位适用于头面、胸腹及双下肢前面等部位的拔罐治疗。

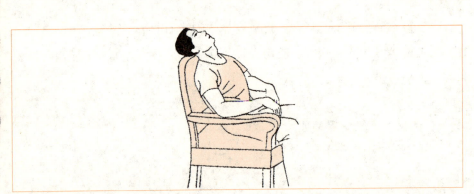

出现瘀血点说明什么

凡在人体各部出现以下瘀血点者,拔罐治疗效果更好。

鸡皮样点

毛孔中心凹陷,孔周隆起,白色,状似鸡皮疙瘩。此为营血内陷所致,应在周围拔罐走罐,使营血外达,效果较好。

羊毛疔点

毛孔凹陷,周边有一红圈,红圈多有一缺口,压之褪色,点中的毫毛竖立挺直,有如钉子钉在皮孔上。此为气血阻滞所致,可在局部拔罐放血。

下篇　养生拔罐，病去一半

虫血瘀点

其状似羊毛疔点，不同之处是毛孔周围的红圈呈放射状延伸，弯曲如虫脚，或似蜘蛛状，压之褪色，相当于现代医学的蜘蛛痣。此为体内血液积有包块的久病表现，在此做局部拔罐放血疗效较好。

斑点

其形如斑，与表皮相平，形状大小不一，有的如针帽，有的如芝麻，有的融合成片，颜色有红、黄、蓝、白、黑、褐、紫等，以红、褐、白色常见，多无光泽，压之多不褪色，无压痛。此为邪入营血的表现，在此处做放血拔罐疗效较好。

瘀疹点

其形如瘀（沙子），凸出表皮，多如沙子、芝麻，颜色有红、紫、白色三种。此为肺热或肝热的表现，在此处放血拔罐疗效较好。

第三章
教你快速变成拔罐能手

选择适合你的拔罐工具

牛角罐

牛角罐是一种传统的治疗罐，其本身也是一种药材，具有清热解毒、活血软坚的作用。但由于取材、制作等不便，现已很少采用。

竹罐

由竹管制成，一端以竹节为底，另一端为罐口，罐口必须打磨得平整光滑。竹罐有轻巧、价廉、不易破碎、取材容易、制作简便等优点，但易爆裂漏气。

玻璃罐

由玻璃制成，形如球状，质地透明，便于在治疗过程中观察出血量和皮肤的变化。

陶罐

用陶土烧制而成，形如腰鼓。

药罐

把配制好的中药煎沸，然后把竹罐浸于药液中，用时取出。使用药罐具有火罐与药物治疗的双重作用。

负压罐

用青霉素、链霉素药瓶或类似的小药瓶，将瓶底切去磨平（切口须光洁），瓶口的橡皮塞须保留完整，便于抽气时应用。

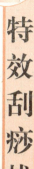

真空罐

（1）构造真空罐包括罐体、抽气枪与附件等部件。附件主要有拔罐方便软管、外盒与托盘，罐体包括罐口、罐底、排气口、排气阀门杆、胶塞等，抽气枪包括抽气柄、枪嘴套、抽气内胶环等。

（2）整体规格共有8种，1号罐罐口外径36毫米，内径25毫米；2号罐罐口外径42毫米，内径30毫米；3号罐罐口外径46毫米，内径35毫米；4号罐罐口外径50.5毫米，内径40毫米；5号罐罐口外径56毫米，内径44毫米；6号罐罐口外径66毫米，内径55.5毫米；7号罐罐口外径86毫米，内径75毫米；8号罐罐口外径92毫米，内径83毫米。

（3）特点是罐体透明，重量轻，操作方便，可通过橡皮球（阀门）调整罐内负压大小，不易破碎，携带方便。缺点是无温热感，不能行走罐。

拔罐疗法的辅助材料

拔罐操作时所用的辅助材料有以下几类。

燃料

纸片或95%酒精棉球用作拔罐时的燃料。酒精可装于酒精灯或小口瓶内，以使点火时蘸酒精方便。酒精燃烧迅速，无油烟，形成的负压大，吸力强。

点火工具

（1）火柴或打火机拔火罐时用于点火。

（2）镊子或止血钳用于拔火罐时夹持酒精棉球。也可以用细铁丝弯成约15厘米长的杆子，一端用纱布包绕一小撮脱脂棉，外用线缠紧，用来蘸取酒精。还可以用100毫升盐水瓶子装酒精，用一根较粗的铁丝穿过瓶子的橡皮塞，铁丝的一端绑上一团纱布、棉球或海绵等作为点火端，另一端作为柄用。蘸酒精时以不滴为度，过多则易滴到患者身上而烫伤患者。

介质

一般的拔罐疗法可以不用介质，但对于一些特定的拔罐法需要一些介质作为润滑剂，以防止皮肤擦伤。如在施走罐手法时，需要用介质润滑，以免擦伤皮肤。常用介质有液状石蜡、按摩乳、甘油、松节油、凡士林、植物油等。若进行刺血拔罐或使用水罐，还应准备消毒液，如75%酒精或1%苯扎溴铵（新洁尔灭），以及针对病情使用的中草药等。

药物

药物主要用于浸泡罐具或涂抹于患处，以加强拔罐的治疗效果。药物配方主要是根据不同的病情而选择的中草药，一般以具有活血化瘀、行气止痛、清热解毒、温经散寒等作用的药物为主，如桃仁、红花、延胡索、香附、生姜等。

其他用具

如果要施行针罐法，则要准备好毫针；如果要施行刺络罐法，则要准备好皮肤针和三棱针；如果要施行药罐法，则要准备好煮竹罐用的锅、炉等；如果要在骨骼隆起处拔罐，则要准备好薄面饼，贴于治疗部位，这种方法称为垫罐法或间接拔罐法。

拔罐前要做好准备工作

（1）检查患者：首先仔细检查患者，以确定适应证和禁忌证，然后根据病情，确定处方。

（2）检查药品器材：检查应用的药品、器材是否齐备，然后一一擦净，按次序放置好。

（3）医患配合：拔罐前应消除患者的紧张情绪，对患者说明施术过程，以解除其恐惧心理，增强其治疗信心。拔罐时罐内负压可逐渐加大。在拔罐过程中，医者应多观察罐内和患者的反应变化，根据不同情况做出相应处理。操作时做到医患合作，以提高疗效。

（4）患者体位：拔罐治疗时间为10~30分钟，时间虽不长，但要求患者相对保持某种姿势，不能随意活动，否则易发生漏气而掉罐。所以应选择舒适的体位，以减轻患者的不适，便于施术。

（5）选择拔罐部位：腰背处肌肉平坦，且各脏腑在腰背处皆有对应之区域，如肝区、肺区、脾区、肾区、胃区等，同时在腰背两侧轮流拔罐，不影响工作或休息，并可减少拔罐时的疼痛，故腰背为拔罐的最佳选择区。而头部范围小，胸腹部皮肉嫩，四肢要劳动，所以除非必要，一般不用于拔罐。

（6）器具准备：根据病情及部位选择适宜口径的罐具，一般口径小和容积大则吸力大，口径大和容积小则吸力小。所以胸、背、腰、臀、腹、大腿部位和身强力壮、新病痛症的患者多选大罐；颈、肩、上肢、小腿，以及瘦弱的成年人、老年人、久病重病者，儿童的胸、腹、腰、背、大腿等部位，应选用中罐；头面部、关节部位、掌背、足背，以及体弱多病者，儿童的前臂、小腿、颈、肩等部位，则选用小罐。同时应检查多功能拔罐器真空枪和罐具阀门等。如果用火罐法，应同时准备燃具（95%酒精、棉球）、点火工具（火柴、打火机）和润滑液（以活血润肤油为佳，行走罐法时较常用）。如采用针罐、刺络罐法等，则选用无菌针灸针、三棱针等。

（7）擦洗消毒：在选好的治疗部位上，先用毛巾浸开水洗净该处，再以干纱布擦干；为防止发生烫伤，一般不用酒精或碘酒消毒。如因治疗需要，必须在有毛发的地方或毛发附近拔罐时，为防止引火烧伤皮肤或造成感染，应行剃毛。

（8）温罐：冬季、深秋或初春，因天气寒冷，拔罐前为避免患者有寒冷感，可预先将罐放在火上燎烤，或在温水中焐暖。温罐时间以罐子的温度达到和皮肤温度相等，或稍高于体温为宜。

拔罐与腧穴的关系

腧穴是拔罐施术的部位，二者的关系非常紧密。在临床上，要正确运用拔罐治疗疾病，必须掌握好腧穴的定位、归经、主治等基本知识，再通过拔罐刺激身体特定的穴位来调整经络和内分泌，加强脾肾，扶正祛邪，以达到养生祛病的效果。

腧穴可分为十四经穴、奇穴、阿是穴三类。

（1）十四经穴：十四经穴为位于十二经脉和任督二脉的腧穴，简称经穴。经穴因其分布在十四经脉的循行线上，所以与经脉关系密切，它不仅可以反映本经经脉及其所属脏腑的病症，也可以反映本经经脉所联系的其他经脉、脏腑的病症，同时又是针灸施治的部位。因此，腧穴不仅可以治疗本经脏腑的病症，而且可以治疗与本经相关经络脏腑的病症。

（2）奇穴：奇穴是指未能归属于十四经脉的腧穴，它既有固定的穴名，又有明确的位置，亦称经外奇穴。这些腧穴对某些病症具有特殊的治疗作用。奇穴因其所居人体部位的不同，分布也不尽相同，有些位于经脉线外，如中泉、中魁；有些在经脉线内，如印堂、肘尖；有些则为穴位组合而成，如四神聪、四缝等。

（3）阿是穴：阿是穴又称压痛点、天应穴、不定穴等。这类腧穴既无具体名称，又无固定位置，而是以压痛点或其他反应点作为针灸部位。阿是穴多位于病变的附近，但也可在与其距离较远的部位。

掌握拔罐的取穴原则

取穴是根据病情选取穴位进行治疗的方案（即处方），可单用一穴（或阿是穴、患处、病理反应点），也可用多穴配伍。

局部取穴与循经取穴

（1）局部取穴又称邻近取穴，是指在疾病的局部和邻近部位取穴，包括阿是穴和病理反应点。

（2）循经取穴包括本经、表里经、同名经和特殊穴位（即特定穴）的取穴。

辨证取穴与异向取穴

（1）辨证取穴指按循经取穴，并依据每穴的主治范围进行辨证取穴的方法。

（2）异向取穴指按上下、左右和交叉取穴的方法，具体为：

①上病取下，下病取上，如胃脘痛取足三里、内庭，牙痛取合谷，下肢瘫痪取肾俞、关元俞、秩边，手指无力取肩髃、曲池。

②左病取右，右病取左，通常称为健侧取穴法。

③交叉取穴，如右踝关节扭伤，可在左腕关节处取穴。此法对于四肢疼痛性疾病尤为适用。

对症取穴与病理反应点

（1）对症选穴一般包括以下几种：

①按穴位特性取穴，如"针风，先向风府、百会中；或针水、水分挟脐上边取……"，采用的是穴位对全身性疾病的治疗作用。

②具体症状取穴，如高热取大椎、心悸选内关。

③经验取穴，如胆囊疾病取胆囊穴，落枕取悬钟穴，带下症取带脉穴，乳房疾病取乳根穴，头痛取太阳穴，感冒取大椎穴，牙痛取颊车穴，腹痛取神阙穴（肚脐）等。

④其他，可根据病情，选择有特殊治疗作用的穴位（特定穴）。

（2）病理反应：点其不仅对疾病的治疗有意义，对疾病的诊断也有很大的临床意义。可按经脉循行规律的分布区域在疾病相对应的部位体、表皮部寻找出病理反应点或压痛点。脏腑病变多在相对应的背腰部出现病理反应点。专家提出的"背腰三部区"可作为临床寻找病理反应点的借鉴，其划分与适应病症如下：

①肩背区：约第7颈椎棘突下至第7胸椎棘突下的肩背部区域。多用于治疗心、肺及有关组织器官的病症，胸背部、头面部病症，上肢疼痛、麻木及运动障碍等。

②腰背区：约第7胸椎棘突下至第1腰椎棘突下的背腰部区域。多用于治疗肝、胆、脾、胃、大肠、小肠、三焦及有关组织器官的病症，上腹部、背腰部病症。

③腰骶区：约第1腰椎棘突下至长强穴的腰骶部区域。多用于治疗肝、肾、膀胱、大肠、小肠及有关组织器官的病症，并可作为强身壮体的保健治疗。

临床中可以根据以上所述分区及主治范围，结合背腰部检查之阳性所得（如病理反应点、压痛点等）而选定治疗部位。

特效刮痧拔罐速查图典

坚持中西医理论相结合

在坚持中医配穴原则的同时，应结合西医理论进行拔罐部位的选择。例如，按神经分布取穴治疗坐骨神经痛，可沿坐骨神经走向拔罐；上肢疾患在颈椎及上胸椎两旁拔罐，下肢疾患在腰椎两旁拔罐；在躯体神经分布的腧穴拔罐，以调节内脏功能；或按淋巴走向拔罐，或按分泌腺的作用在相应部位拔罐等。

拔罐常用穴位一览

人体常用拔罐穴位图如下：

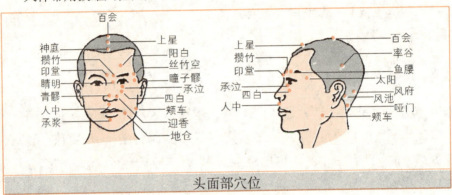

头面部穴位

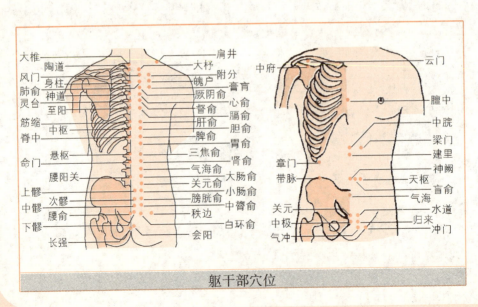

躯干部穴位

下篇　养生拔罐，病去一半

特效刮痧拔罐速查图典

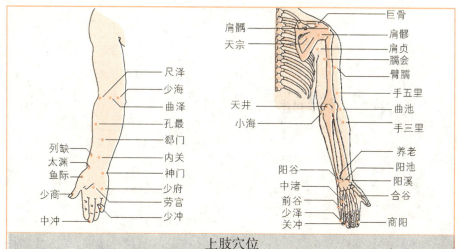

上肢穴位

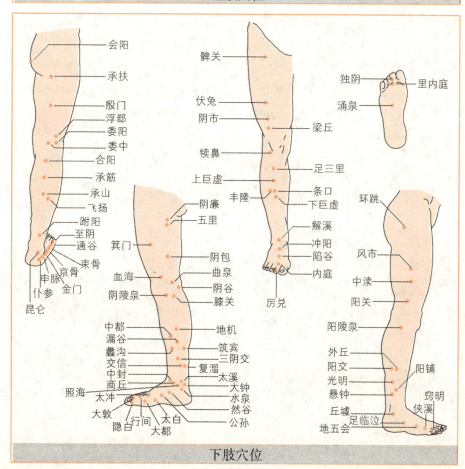

下肢穴位

第四章
养生保健拔罐法

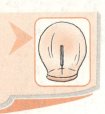

愉悦情绪

方法一：闪罐合走罐法

【选穴】内关、心俞、肝俞、肾俞。

【操作】先在内关穴用闪罐法，反复吸拔10余次；然后在心俞、肝俞、肾俞三穴用走罐法，至局部出现暗红色瘀斑为止。每日或隔日1次，1个月为1个疗程。

方法二：闪罐、留罐合走罐法

【选穴】内关、三阴交、心俞、肝俞。

【操作】先在内关穴用闪罐法，反复吸拔10余次；再在三阴交穴用留罐法留罐10分钟左右；然后在心俞、肝俞两穴用走罐法，至局部出现暗红色瘀斑为止。每日或隔日1次。

减压解郁

方法一：刺络罐、闪罐、留罐或走罐法

【选穴】委中、三阴交、内关、心俞、厥阴俞、肝俞。

【操作】先在委中穴行刺络放血，然后用留罐法留罐5分钟，吸拔余血，此法适用于躁狂状态。内关穴用闪罐法，反复吸拔20余次。三阴交穴用留罐法留罐10分钟左右。心俞、厥阴俞、肝俞三穴用走罐法，至局部出现暗红色瘀斑为止。每日或隔日1次。

聪颖睿智

方法一：真空罐或火罐法

【选穴】太阳、心俞、肾俞、内关、足三里、三阴交。

【操作】用真空罐或火罐，每次吸拔2~3穴，留罐10~15分钟。每周3次，1个月为1个疗程。

强身健体

方法一：真空罐或火罐法

【选穴】中脘、膏肓、命门、足三里、手三里、内关、劳宫、涌泉、关元。

【操作】用真空罐或火罐，每次吸拔2~3穴，留罐10~15分钟。隔

下篇 养生拔罐，病去一半

日1次，1个月为1个疗程。也可按摩或指压上述穴位。

瘦身美体

方法一：针罐法

【选穴】天枢、中脘、神阙、关元、足三里。

【操作】患者取仰卧位，消毒穴位皮肤后，用毫针针刺穴位，得气后用平补平泻手法施以提插捻转，然后用闪火法将火罐吸拔在留针穴位上，留罐20分钟。隔日1次，10次为1个疗程，一般做2～4个疗程。

方法二：火罐法

【选穴】天枢、大横、中脘、关元、足三里。

【操作】采用火罐单罐法，留罐15～20分钟。上述穴位交替使用。每日1次，20次为1个疗程，每个疗程之间间隔3日。

祛斑防皱

方法一：刺络罐法

【选穴】大椎、肺俞、膈俞、肝俞、胃俞。

【操作】对局部进行常规消毒后，用梅花针叩刺上述穴位，以微出血为度，然后在叩刺处拔罐，拔出一定量的血液（以每穴出血量1～2毫升为度），留罐10分钟。起罐后，用消毒棉球或纱布擦净血迹。隔日1次，10次为1个疗程。

方法二：药罐法

【选穴】阿是穴。

【操作】对局部进行常规消毒，用梅花针叩刺，以微出血为度，然后用药罐法（药煮罐或贮药罐法，煮罐方药常用紫草洗方）拔罐，留罐20分钟。起罐后，外涂五白散。隔日1次，10次为1个疗程。

方法三：闪罐合针罐法

【选穴】阳白、太阳、颧髎、肺俞、肾俞、脾俞、三阴交。

【操作】面部穴位用闪罐法，至局部皮肤潮红为度；其余穴位用针罐法，留针拔罐或针后拔罐均可，留罐5～10分钟。隔日1次，10次为1个疗程，每个疗程之间间隔5～7日。

消痤美肤

方法一：火罐法

【选穴】大椎、肺俞、脾俞、曲池、委中、三阴交。

【操作】用闪火法将罐具吸拔在上述各穴上，留罐15～20分钟。每日1次，10次为1个疗程。

方法二：刺络罐法

【选穴】主穴：①大椎、肺俞；②脾俞、委中；③身柱、命门。配穴：至阳、筋缩、神道、膈俞、风门亦可随症加入。

特效刮痧拔罐速查图典

【操作】主穴每次选用一组，必要时可加配穴1~2个，用梅花针叩刺后拔罐，留罐15~20分钟。每日1次，5次为1个疗程。

方法三：刺络罐法

【选穴】大椎、肺俞、脾俞。

【操作】先用三棱针快速点刺各穴，至微出血为度，针刺后拔罐，留罐15~20分钟，起罐后用酒精棉球在针刺处消毒。3日1次，7次为1个疗程。

护发美发

方法一：留罐法

【选穴】血虚风燥者，选用风池、心俞、膈俞、脾俞、足三里；肝肾不足者，选用肝俞、肾俞、膈俞、三阴交、关元；气滞血瘀者，选用风池、肺俞、肝俞、膈俞、血海。

【操作】患者取合适体位，用闪火法将罐吸拔在穴位上，留罐5~10分钟。双侧穴位交替使用。每日1次。

戒烟醒酒

戒烟法：火罐法

【选穴】以手太阴、手少阴、足太阳经穴为主，选用中府、巨阙、内关、肺俞、心俞、三阴交、尺泽等穴。

【操作】在上述穴位用火罐单罐法拔罐，一般选用玻璃罐或竹罐、陶罐。一般穴位留罐10~20分钟。对于症状严重者，可用闪罐法对肺俞及心俞穴闪罐8~10次，以强化心肺功能。

醒酒法：闪罐、留罐合走罐法

【选穴】中脘、内关、梁门、梁丘、胃俞、心俞、肝俞。

【操作】中脘、内关两穴用闪罐法，反复吸拔10余次；梁门、梁丘两穴用留罐法，留罐10分钟左右；胃俞、心俞、肝俞三穴用走罐法，至局部出现暗紫色瘀斑为止。每日2次。

预防晕车

方法一：针罐或留罐法

【选穴】主穴：足三里、神阙、内关、胃俞、丰隆等。配穴：偏于气血亏虚者，加气海、膈俞、脾俞等穴；偏于痰浊中阻者，加丰隆、公孙、中脘等穴；偏于肝阳上亢者，加太冲、太阳、内庭等穴。

【操作】采用针罐或留罐法，针罐法采用补法或平补平泻的手法，待进针得气后再进行拔罐；留罐法一般留罐15分钟左右，待皮肤出现红色瘀斑后起罐。每周1次，10次为1个疗程。

下篇　养生拔罐，病去一半

第五章
常见病症的拔罐疗法

特效刮痧拔罐速查图典

▶ 感冒

方法一：火罐法

【选穴】大椎、风池、合谷。

【操作】用闪火法将罐具吸拔在穴位上，留罐15分钟。每日1次，病愈即止。

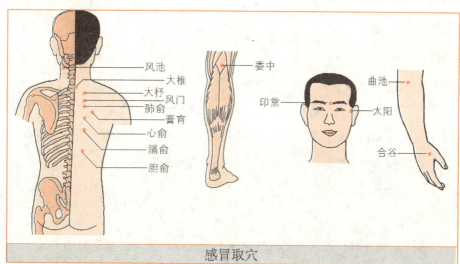

感冒取穴

方法二：闪罐法

【选穴】大椎、风门、肺俞、曲池、印堂、太阳、合谷，以及背部督脉、膀胱经循行部位。

【操作】采取闪罐法，对穴位施以连续闪罐，以皮肤潮红为度，每日1

次。或施以留罐法，留罐10~15分钟，每日1次。也可与贮水罐、药罐配合使用，留罐15~20分钟，每日1次。或用走罐法，将润滑剂或药液涂在背部，在督脉及膀胱经循行部位连续走罐，至皮肤发红为度，每日1次。

方法三：火罐法

【选穴】肺俞、心俞、膈俞、天突、膻中、神阙。

【操作】采用单罐法，留罐15分钟。每日1次，病愈即止。

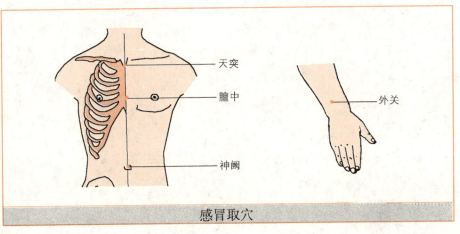

感冒取穴

方法四：刺络罐法

【选穴】大椎。

【操作】用三棱针点刺局部2~3下，立即在针刺部位拔火罐，以微出血为度，留罐5~10分钟。根据患者自觉症状消除程度决定拔罐次数。如病情不减，可在原部位连续拔罐1~2次，至症状消失为止。

方法五：针罐法

【选穴】大椎、外关。

【操作】患者取坐位，局部皮肤常规消毒，以三棱针点刺出血后，选择合适口径的玻璃火罐，以闪火法拔罐，留罐15分钟。隔日1次。

下篇　养生拔罐，病去一半

专家提醒

①对于感冒绝不能轻视，须积极预防，及时治疗，尤其是小儿患感冒时，更应在及时治疗的过程中细心观察，防止变生他病。

②为防止各种并发症的发生，感冒的早期治疗尤显重要。

▶ 肺炎

方法一：针罐法

【选穴】大椎、身柱、肺俞。

【操作】首先在穴位上施针，然后以闪火法将罐吸拔在穴位上，留罐10～15分钟，每日1次。也可在听诊时啰音较明显的相应区，如右侧肩胛区和右侧胸区稍下端等部位施以单罐法，留罐10分钟，每日1次。

方法二：针罐或刺络罐法

【选穴】①风门、大杼、合谷；②身柱、膈俞、内庭；③肺俞、曲池、足三里。

【操作】采用针罐或刺络罐法，留罐15分钟。上述三组穴位交替使用，每次选用一组。每日1次，6次为1个疗程，每个疗程之间间隔5天。

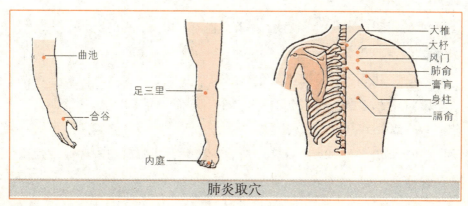

肺炎取穴

方法三：闪罐法

【选穴】 大椎、肺俞、膏肓，或在前胸乳中线3~4肋处。

【操作】 在选定穴位处，用闪火法连续扣拔3~5下后静置留罐15分钟，至皮肤色紫黯者效更佳。每日1~2次。

> **专家提醒**
>
> ①可适当多吃水果，以增加水分和维生素。维生素C能增强人体抵抗力，维生素A对保护呼吸道黏膜有利。
>
> ②尽量多饮水，多吃易消化或半流质食物，以利湿化痰。

 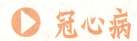 冠心病

方法一：针罐合闪罐法

【选穴】 内关、心俞。

【操作】 采用针罐法，先在内关、心俞穴针刺，然后在针上拔罐。等所有症状缓解后再针刺其他穴位，然后进行闪罐，每穴闪5~10下，每日1次。症状减轻后全部采用针后闪罐，至症状消失。

方法二：药罐法

【选穴】 天突、膻中、巨阙、中脘、曲泽、内关、神门、足三里、大杼、厥阴俞、心俞、膈俞、肝俞。

【操作】 用闪火法将罐吸附于厥阴俞、心俞、内关、神门等穴，或用真空罐抽气法。沿足太阳膀胱经的大杼至膈俞，任脉的天突至巨阙，手厥阴心包经取膻中、心俞、厥阴俞、中脘、足三里、内关等穴，涂敷药膏（山川芎、红花、延胡索、冰片、麝香、硝酸甘油共研细末调糊）后用闪火法拔罐。

下篇 养生拔罐，病去一半

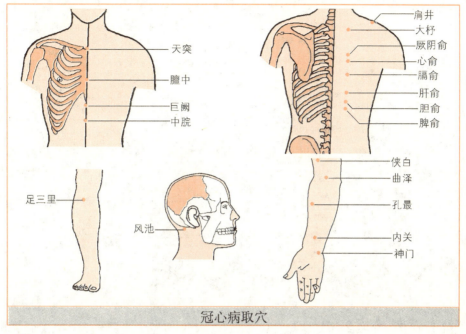

冠心病取穴

方法三：留罐法

【选穴】心俞、关元、足三里、膈俞、脾俞。

【操作】患者取适当体位，选用口径合适的玻璃火罐，以闪火法在上述穴位拔罐，留罐15分钟。每日1次，3次为1个疗程。

方法四：针罐合走罐法

【选穴】风池、大杼、肩井、心俞、肝俞、侠白、孔最、内关。

【操作】①针罐法：用毫针轻刺侠白、内关、孔最、大杼、风池、心俞各穴，出针后再拔罐，留罐5～10分钟，每日或隔日1次。②走罐法：用梅花针叩刺风池、大杼、肩井、心俞、肝俞各穴，再循经走罐，以皮肤潮红为度，每日或隔日1次。

专家提醒

①应食清淡、易消化、低脂、低盐饮食，多食富含不饱和脂肪酸的食物（如鱼类）、富含维生素C和粗纤维的食物（如新鲜水果）。

②合理膳食，严禁暴饮暴食，做到少食多餐。

▶ 心绞痛

方法一：火罐法

【选穴】内关、心俞、膻中。

【操作】患者取右侧卧位，速用闪火法将罐吸拔于各穴，留罐15分钟。

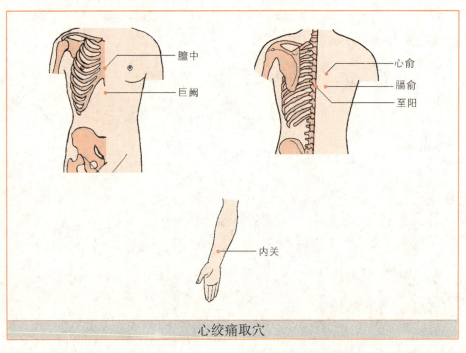

心绞痛取穴

方法二：刺络罐法

【选穴】至阳。

【操作】当心绞痛发作时取至阳穴，消毒穴位皮肤后，用三棱针速刺出血，然后用闪火法将罐吸拔在穴位上，留罐5分钟，疼痛可迅速缓解。

方法三：火罐法

【选穴】心俞、巨阙、膻中、膈俞。

【操作】患者取右侧卧位，采用闪火法将罐吸拔于上述穴位，留罐10分钟。

下篇　养生拔罐，病去一半

专家提醒

①在心绞痛发作时应立即停止活动，静卧休息。

②平时应注意避免各种诱发因素，保持起居有节。

③不暴饮暴食，保持情绪稳定，不要喜怒无常，同时应注意避风寒，适度活动。

▶ 胃炎

方法一：火罐法

【选穴】大椎、中脘、天枢、关元、内关、足三里、解溪。

【操作】采用火罐法，取上穴用单罐或多罐吸拔，留罐10～15分钟。每隔1～2日1次。

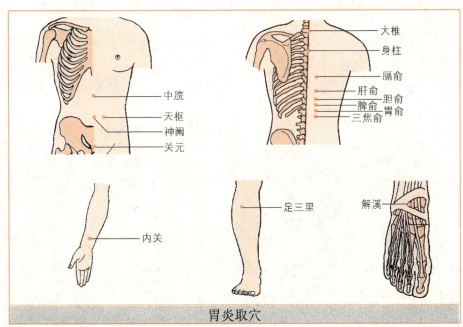

胃炎取穴

方法二：针罐法

【选穴】中脘、足三里。

【操作】采用针罐法，食滞型留针 15～20 分钟后出针拔罐，虚寒型针刺后艾灸 5 分钟拔罐，留罐 10～15 分钟。隔日 1 次，5 次为 1 个疗程。

方法三：闪罐法

【选穴】膈俞、脾俞、胃俞、中脘、神阙。

【操作】采用闪罐法，以皮肤表面潮红为度，痛止即止。每日 1 次。

方法四：闪罐法

【选穴】中脘、天枢、关元。

【操作】先在上述各穴闪罐 20～30 次，然后留罐 10～15 分钟。每日 1 次，待症状缓解后改成隔日 1 次。

专家提醒

①不酗酒，不暴饮暴食，不要经常食用刺激性强和过热、过烫的食物。

②不吃不清洁的食物，因为其中含有大量致病细菌，如沙门菌、链球菌、大肠杆菌等。

▶ 胃下垂

方法一：火罐或刺络罐法

【选穴】大椎、脾俞、胃俞、中脘、气海。

【操作】患者取坐位，用闪火法将罐吸拔于上述各穴上，留罐 15 分钟。或常规消毒穴位皮肤后，用三棱针点刺上述穴位，然后用闪火法将罐吸拔在点刺穴位上，留罐 5～10 分钟。隔日 1 次，10 次为 1 个疗程。

下篇 养生拔罐，病去一半

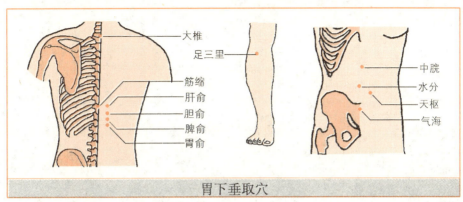

胃下垂取穴

方法二：留罐法

【选穴】中脘、气海、脾俞。

【操作】采用留罐法，患者取坐位，用闪火法将中号玻璃火罐吸拔在穴位上，留罐15分钟。每日1次。

方法三：火罐法

【选穴】①大椎、肝俞、脾俞、气海；②筋缩、胃俞、中脘。

【操作】用闪火法拔罐，留罐15~20分钟。上述两组穴位交替使用，每次选用一组。每日1次，10次为1个疗程，每个疗程之间间隔7天。

方法四：针罐法

【选穴】中脘、气海、天枢、足三里。

【操作】先用毫针快速轻刺上述各穴，出针后拔罐，留罐15~20分钟。起罐后用艾条温灸3~5分钟效果更佳。每日1次，10次为1个疗程，每个疗程之间间隔7天。

专家提醒

①纠正不良的习惯性体位，加强体育锻炼和腹肌锻炼。

②以少食多餐、食后平卧、放置胃托等保健措施来改善症状。

③增加营养并给予助消化药，必要时给予蛋白制剂以增加腹腔内脂肪并加强腹肌。

便秘

方法一：针罐法

【选穴】大肠俞、天枢。

【操作】先用三棱针点刺各穴，针后拔罐，留罐15～20分钟。每日1次，10次为1个疗程。若有其他症状，随症加穴，热秘配曲池、支沟、足三里，寒秘配中脘、大横、丰隆、足三里，气秘配次髎、尺泽、中脘、足三里，血秘配支沟、次髎、照海、三阴交。

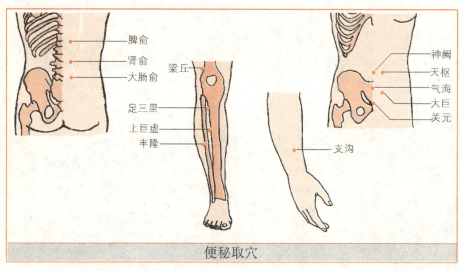

便秘取穴

方法二：留罐法

【选穴】天枢、支沟、上巨虚、脾俞、胃俞、大肠俞。

【操作】患者首先取仰卧位，选择大小合适的罐具，将罐拔在腹面所选的穴位上，留罐10～15分钟。然后取俯卧位，采用同样的方法在背面所选的穴位上进行治疗。每周2～3次，10次为1个疗程，疗程间休息1周。

方法三：艾灸罐法

【选穴】神阙、气海、大巨、足三里。

【操作】患者取仰卧位，先用艾条熏灸各穴20～30分钟，然后用闪火法将罐吸拔在熏灸的穴位上，留罐10～20分钟。每日1次。

下篇 养生拔罐，病去一半

专家提醒

①应注意保持良好的饮食结构，改变偏食的习惯，多吃蔬菜、水果，少吃辛辣、油腻食物，多喝水。

②养成定期排便的习惯。

③进行适当的体育锻炼，以增加肠的蠕动，促进排便。

④对于长期便秘的患者，每天早晨起床后空腹喝一杯温开水或蜂蜜水可以促进排便。

▶ 肝炎

方法一：刺络罐法

【选穴】①大椎、肝俞、脾俞；②至阳、期门、胆俞。

【操作】先用三棱针点刺穴位至微出血，出针后拔罐，留罐15～20分钟。上述两组穴位交替使用，每次选用一组。每日1次，10次为1个疗程，每个疗程之间间隔7天。

方法二：刺络罐法

【选穴】身柱、胆俞、肝俞、脾俞。

【操作】患者取俯卧位，常规消毒穴位皮肤后，先用三棱针点刺各穴，然后用闪火法将罐吸拔在点刺的穴上，留罐5～10分钟。隔日1次。

方法三：走罐法

【选穴】背部夹脊肺俞至肾俞各穴。

【操作】从肺俞至肾俞先左侧后右侧来回走罐7～10次，以皮肤呈紫红色为度，再将罐留在肝俞、脾俞、肾俞三穴10～15分钟。隔日1次。

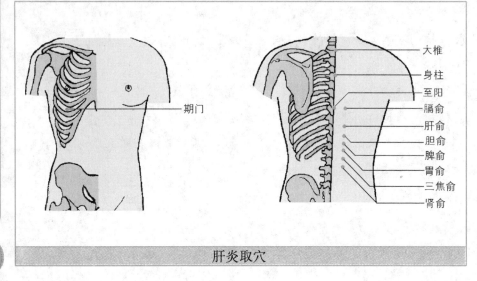

肝炎取穴

方法四：针罐法

【选穴】大椎、肝俞、期门、胃俞。

【操作】患者取适宜体位，消毒穴位皮肤后，用1.5寸毫针刺入穴中，得气后留针，然后采用闪火法将玻璃火罐吸拔在留针穴位上，留罐10分钟。每日1次。

专家提醒

①保持愉快、平静的心情对肝炎的康复很重要，有助于稳定病情，阻止肝脏炎症的发展。

②肝炎活动期应适当休息，待病情好转后注意动静结合，恢复期逐渐增加活动量。

③禁酒。肝炎患者应绝对禁止饮酒，因为酒精可以引起肝细胞急性损伤，转氨酶上升，加重肝炎病情，甚至导致脂肪肝、酒精性肝炎和肝硬化。

肝硬化

方法一：药罐法

【选穴】三阴交、复溜、太溪、商丘。

【操作】取伸筋草、透骨草、荆芥、防风、防己、附子、威灵仙、桂枝、秦艽、羌活、独活、麻黄、红花各等份水煎后取药液，用药罐蘸药液在以上四穴拔罐，留罐10~20分钟。每隔1~2日1次。

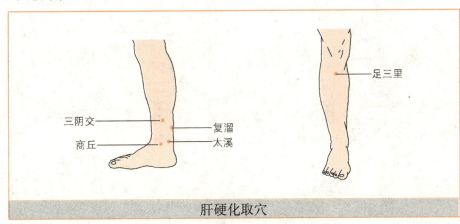

肝硬化取穴

方法二：水罐法

【选穴】脐两侧，腹水较明显者加足三里穴。

【操作】采用水罐法，取小号罐在脐两侧约2厘米处，上下间隔2厘米各拔1个水罐，每次5~10分钟。隔日1次，10日为1个疗程。

专家提醒

①饮食以高热量、高蛋白质、维生素丰富且易消化的食物为宜，有腹水的患者应少食盐。

②肝硬化患者应避免烟酒对肝脏的刺激。

脂肪肝

方法一：刺络罐法

【选穴】①大椎、脾俞、肝俞；②至阳、期门、胆俞。

【操作】先用三棱针点刺各穴2~3下，以微出血为度，拔罐后留罐10~15分钟。两组穴位交替使用，每次选用一组。每日1次，10次为1个疗程，每个疗程之间间隔7天。

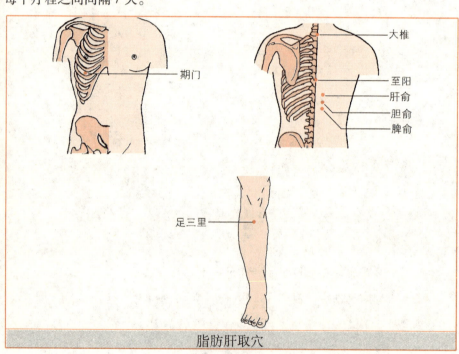

脂肪肝取穴

方法二：刺络罐法

【选穴】脾俞、肝俞、期门、足三里。

【操作】用三棱针点刺各穴，以微出血为度，拔罐后留罐10~15分钟。每日1次，10次为1个疗程。

下篇 养生拔罐，病去一半

> **专家提醒**
> ①应戒酒，并加强营养，保证足量蛋白质的摄入。
> ②维生素要充足，少食高胆固醇食品，控制糖类的摄入。
> ③要积极减肥，同时积极治疗原发病如糖尿病、肝炎等。

▶ 胆囊炎

方法一：针罐法

【选穴】肝俞、胆俞、胃俞。

【操作】胆绞痛拔罐一般取右侧俞穴进行治疗。先用毫针刺入上述各穴，得气后留针15～20分钟，出针后拔罐，留罐10～15分钟。

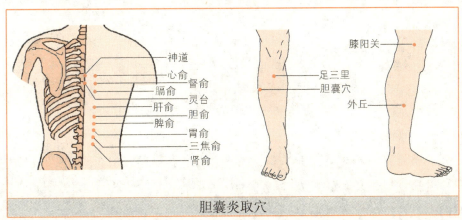

胆囊炎取穴

方法二：走罐合闪罐、留罐法

【选穴】膈俞、肝俞、胆俞、脾俞、肾俞、三焦俞、足三里、右肩胛区压痛点、胆囊区压痛点、膝阳关至外丘间的压痛点。

【操作】先在背部脊椎两侧的膈俞至肾俞间走罐，以皮肤潮红为度；然后在背部和下肢压痛点先闪罐7～10次，再留罐15分钟。每日1次，痛止即止。

方法三：火罐合指罐法

【选穴】胆俞（右侧）。

【操作】先在胆俞穴上拔罐，留罐10~15分钟。起罐后，用右手拇指在胆俞上用力按摩15分钟。每日1次，6次为1个疗程，痛止即止。

方法四：针罐法

【选穴】胆囊穴、肝俞、胆俞。

【操作】先针刺上述穴位，再选择大小适中的罐具在上述穴位上拔罐，留罐15~20分钟。

专家提醒

①日常注意调节饮食，不要吃油腻及不易消化的食物，避免暴饮暴食。

②养成良好的排便习惯，保持胃肠道正常的生理功能。

③必要时应配合药物治疗。

▶ 肾炎

方法一：刺络罐法

【选穴】①肾俞、三焦俞、大肠俞；②胃仓、京门、志室、次髎。

【操作】患者取俯卧位，暴露背部，常规消毒穴位皮肤，用三棱针点刺至微出血后，急用闪火法将罐吸拔在点刺的穴位上，留罐5~10分钟。两组穴位交替使用，每次选用一组，每日1次。

方法二：火罐法

【选穴】志室、胃仓、京门、大横。

【操作】患者取适宜体位，采用闪火法将火罐吸拔在各穴位上（也可采用针罐、刺络罐、水罐吸拔各穴位），留罐10分钟。每日1次。

下篇 养生拔罐，病去一半

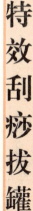

肾炎取穴

方法三：火罐或刺络罐法

【选穴】中脘、关元、神阙、足三里、膀胱俞。

【操作】虚证患者采用火罐单罐法，罐后加艾条温灸；实证患者拔罐后加委中穴点刺放血，或用刺络罐法（神阙只拔罐）。拔罐后留罐15~20分钟。每日1次，10次为1个疗程。

方法四：针罐法

【选穴】①肾俞、脾俞、上髎、外关；②风门、大肠俞、合谷、章门、阴陵泉、三阴交。

【操作】针刺各穴，中强度刺激，至有针感（酸、胀、沉、麻）后出针。针后拔罐，留罐15~20分钟。两组穴位交替使用，每次选用一组。隔日1次，5次为1个疗程，1~2个疗程即可见效。

> **专家提醒**
>
> ①饮食应清淡，忌食辛辣、生冷、油腻食物，戒除烟酒。
>
> ②适当参加体育锻炼，以增强体质。
>
> ③如果出现恶心、呕吐、头痛、视力障碍等症状，应及时到医院做相应检查。

贫血

方法一：刺络罐法

【选穴】肺俞、膏肓、气海、合谷、涌泉、足三里、三阴交。

【操作】用三棱针轻轻点刺上述各穴，以出血1~2滴为宜。然后在肺俞、膏肓、气海、足三里、三阴交各穴拔罐（合谷、涌泉穴只刺络，不拔罐），留罐10~15分钟。隔日1次，10次为1个疗程，每个疗程之间间隔7天。

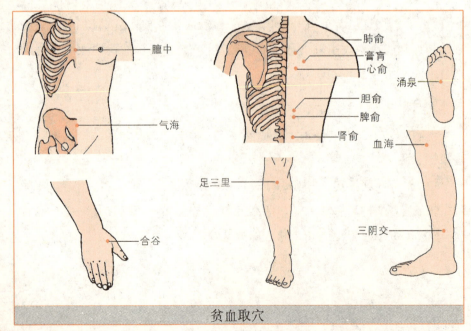

贫血取穴

方法二：火罐合留罐法

【选穴】心俞、脾俞、肾俞、膏肓、膻中、气海、血海、足三里。

【操作】采用火罐法，留罐10~15分钟。每日1次，7次为1个疗程。

专家提醒

①本病的一般治疗主要是加强营养，选择高蛋白、含铁和维生素C含量丰富的食物，如菠菜、肝、蛋、大豆等。

②如有慢性出血、肠道吸收不良等，同时给予补充铁剂。

▶ 高血压

方法一：刺络罐法

【选穴】大椎。

【操作】在大椎穴常规消毒，用三棱针刺入皮下挑拨1~3次后出针；或用手术刀切1厘米之横口，深达皮下，随后将火罐扣于穴上，留罐15分钟（吸出血15~20毫升）。每周1次。

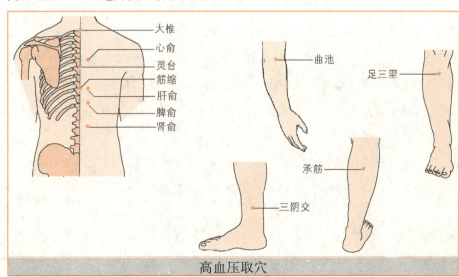

高血压取穴

方法二：刺络罐法

【选穴】大椎、肝俞、心俞、灵台、脾俞、肾俞。

【操作】患者取俯卧位，暴露背部，常规消毒穴位皮肤后，先用三棱针点刺或梅花针叩刺各穴，再施用闪火法将罐具吸拔在叩刺的穴位上，留罐10~15分钟。隔日1次。

方法三：留罐法

【选穴】大椎、心俞、肝俞。

【操作】患者取俯卧位，选用口径合适的玻璃火罐，以闪火法在上述穴位拔罐，留罐15~20分钟。每日1~2次。

方法四：刺络罐法

【选穴】肝俞、筋缩。

【操作】用三棱针或梅花针叩刺上述穴位，至微出血后立即拔罐，留罐5~10分钟，吸拔出2~3毫升血液即可。隔日1次，5次为1个疗程。

方法五：刺络罐法

【选穴】①大椎、肝俞、承筋；②灵台、胆俞、委中；③脾俞、肾俞、足三里。

【操作】采用刺络罐法，留罐20分钟。两组穴位交替使用，每次选用一组。隔日1次，10次为1个疗程，每个疗程之间间隔7天。

专家提醒

①高血压与不良的生活方式关系密切，因此要调整饮食结构（以低盐、低脂饮食为主，尽量不吃辛辣等刺激性食物），戒除烟酒，保持心情开朗，缓解心理压力。

②平时可进行适当的体育锻炼，如散步、打太极拳、练气功等。

③拔罐疗法对于治疗一、二期高血压效果较好。

下篇　养生拔罐，病去一半

▶ 高脂血症

方法一：火罐法

【选穴】肺俞、厥阴俞、心俞、督俞、曲池、合谷、郄门、间使、内关、通里、足三里、三阴交、公孙、太冲。

【操作】以火罐单罐法吸拔上述各穴，留罐10分钟。每日1次。

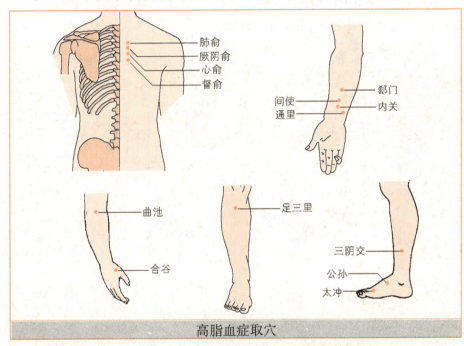

高脂血症取穴

【专家提醒】

①每日摄食的总脂肪量应低于总热量的30%，严重者应低于20%。

②有些食物如动物内脏、动物脑、蛋黄、鱼子等含胆固醇很高，要较为严格地限制。

③不宜过多吃糖，特别是要限制含有单糖和双糖的食品，以防糖过剩而变成脂肪。

④保证充足的蛋白质。多吃些鱼类和豆制品。

低血压

方法一：留罐法

【选穴】命门、气海俞、肾俞、三焦俞、心俞、肝俞、脾俞、大椎、足三里。

【操作】患者取俯卧位，用闪火法将中号火罐吸拔在穴位上，留罐至皮肤潮红为度。每日2~3次，15次为1个疗程。

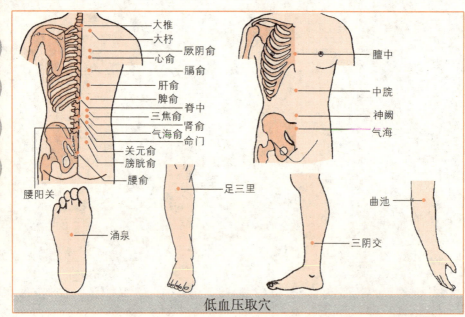

低血压取穴

方法二：真空罐或火罐法

【选穴】膻中、中脘、气海、足三里、三阴交、涌泉、膈俞、脾俞、肾俞、关元俞。

【操作】患者取坐位或卧位，在上述穴位上用真空罐或火罐吸拔，留罐10~15分钟。每日1次，7~10次为1个疗程。

方法三：隔姜艾灸罐法

【选穴】命门、神阙、曲池、厥阴俞、足三里。

【操作】用新鲜老姜片贴敷于上述各穴，点燃艾条隔姜温灸2~3分钟，至局部温热（以不灼伤为度）后立即拔罐，留罐15~20分钟。头晕患者加拔太阳、额中两穴。每日1次，10次为1个疗程，每个疗程之间间隔7天。

方法四：姜汁走罐法

【选穴】①督脉：大椎至脊中，脊中至腰阳关，腰阳关至腰俞；②膀胱经：大杼至脾俞，脾俞至膀胱俞。

【操作】将新鲜生姜捣烂取汁后均匀地涂在上述部位，拔罐后从上至下来回推拉吸定的罐体，以局部皮肤呈紫红色为度。每日1次，10次为1个疗程，每个疗程之间间隔7天。

专家提醒

①平素体力活动较少的女性应适当参加体育锻炼，以减少低血压的发生。

②注意改善营养，多吃动物蛋白等营养成分较高的食物，多饮水。

③体位性低血压患者在起床、站立时动作宜缓慢，或先保持头低位再慢慢起立，以减少低血压发作的程度。

▶ 糖尿病

方法一：留罐或闪罐法

【选穴】主穴：三阴交、大椎、脾俞、膈俞、足三里。配穴：上消加鱼际，中消加中脘，下消加关元；阴虚热盛加胃俞、足三里，气阴两虚加尺泽、中脘、气海。

【操作】患者取适当体位，以闪火法将罐吸拔于穴位上，留罐15分钟。亦可在上述穴位上闪罐治疗，以皮肤潮红为度。每日1次。

方法二：针罐法

【选穴】胸6~12夹脊，腰1~5夹脊。

【操作】用梅花针轻轻叩刺后拔罐,留罐20分钟。隔日1次。

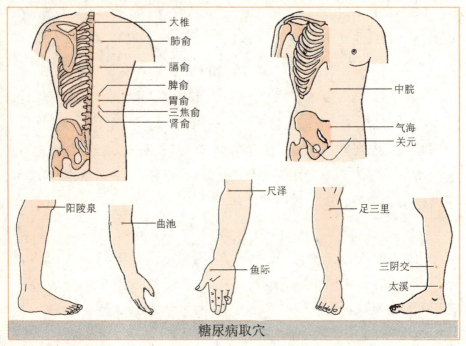

糖尿病取穴

方法三:走罐法

【选穴】背部足太阳膀胱经。

【操作】患者取俯卧位,暴露背部,先在肺俞至肾俞穴段涂抹润滑剂,然后将玻璃火罐吸拔于肺俞穴,从上至下推拉走罐至皮肤潮红或皮肤出现痧点为止。隔日1次。

方法四:火罐或刺络罐法

【选穴】脾俞、膈俞、足三里。

【操作】采用火罐单罐法或梅花针叩刺拔罐法,上消配肺俞、大椎,中消配胃俞、曲池,下消配肾俞、关元、复溜,留罐10~15分钟。隔日1次,10次为1个疗程。

方法五:火罐或闪罐法

【选穴】大椎、脾俞、膈俞、曲池、阳陵泉、足三里、三阴交。

【操作】上消配鱼际、复溜,中消配中脘、内庭,下消配关元、太冲。拔罐法，留罐15~20分钟；闪罐法，每穴闪拔至皮肤潮红为止。每日1次，10次为1个疗程。

方法六：火罐法

【选穴】肺俞、脾俞、三焦俞、肾俞、足三里、三阴交、太溪。

【操作】患者取俯卧位，采用闪火法将罐吸拔在穴位上，留罐10分钟。每日1次。

专家提醒

①定时定量进餐，戒烟酒、浓茶及咖啡等。

②保持情志平和，忌恼怒、郁闷、忧思，避免惊恐。

③忌食糖类，限制粮食、油脂的摄入，一日三餐应以适量米、麦、杂粮为主，配以蔬菜、豆类、瘦肉、鸡蛋等。

▶ 三叉神经痛

方法一：药罐法

【选穴】气户、风池、丝竹空、颊车。

【操作】在面粉内调入少量玉树神油（或松节油、樟脑水、薄荷水等），做成厚约0.2厘米的药饼，贴在穴位上（每次选用两个穴位），然后在上面拔罐，留罐10~15分钟。隔日1次，6次后改为每周1次，12次为1个疗程。

方法二：刺络罐法

【选穴】①太阳、地仓、攒竹；②太阳、颧髎、颊车。

【操作】患者取坐位，常规消毒穴位皮肤后，先取①组穴，用毫针行针刺，施以捻转泻法约1分钟；然后取②组穴，消毒穴位皮肤后，用三棱针点刺数下，采用闪火法将火罐吸拔在穴位上，留罐10~15分钟（出血5毫升左右）。每日或隔日1次。

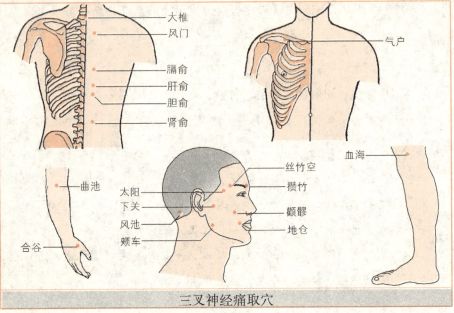

三叉神经痛取穴

方法三：留罐法

【选穴】主穴：下关、合谷、太阳、地仓。配穴：风寒型加风池、大椎、风门，风热型加大椎、曲池、血海。

【操作】患者取适当体位，选用口径合适的玻璃火罐，以闪火法在上述穴位拔罐，留罐15分钟。每日1次。

方法四：火罐法

【选穴】太阳、风池、风门、颊车。

【操作】采用火罐单罐法，留罐10~15分钟。每日1次，痛止即止。

方法五：火罐或刺络罐法

【选穴】大椎、风池、合谷、太阳、胆俞、膈俞。

【操作】患者取俯卧位，用闪火法将火罐吸拔在各穴上，留罐10~15分钟。风热、肝火、血瘀型也可用刺络罐法。每日或隔日1次。

下篇　养生拔罐，病去一半

专家提醒

①注意防治牙病等慢性病灶，尽可能减少发病的机会。

②不要食用辛辣及过冷、过烫、过硬的食物。

③本病一般先用药物治疗，当药物治疗无效时可用封闭疗法，必要时应进行手术治疗。

▶ 头痛

方法一：刺络罐法

【选穴】印堂、太阳、阳白、大椎、风池。

【操作】患者取坐位，将所选的穴位进行常规消毒，用三棱针点刺3~5下（尽量选择穴位附近的脉络瘀阻处进行点刺），用闪火法将罐吸拔于点刺的穴位，留罐10分钟左右，拔出适量血，起罐后擦净皮肤上的血迹。

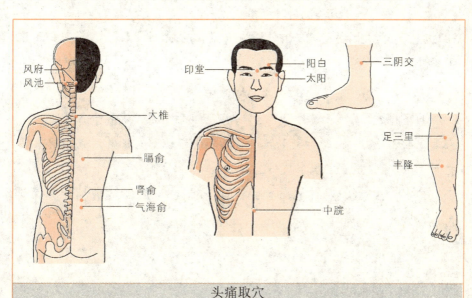

头痛取穴

方法二：刺络罐法

【选穴】膈俞、阿是穴。

【操作】患者取适当体位，对局部进行常规消毒，用消毒的三棱针点刺出血，立刻加拔火罐，留罐10～15分钟，起罐后擦净血迹。隔日1次。

方法三：留罐法

【选穴】印堂、中脘、三阴交。

【操作】以闪火法或投火法拔罐，留罐15～20分钟。每日1次。

方法四：火罐法

【选穴】大椎、风池、太阳。

【操作】采用火罐单罐法，留罐15～20分钟。每日1次，痛止即止。若有其他症状，可随症配穴，风寒头痛配风府、外关，风热头痛配曲池、肺俞，肝阳头痛配百会、太冲（只点刺）、胆俞，痰浊头痛配中脘、丰隆、足三里，瘀血头痛配百会、膈俞，肾虚头痛配肾俞、气海、太溪。

方法五：针罐法

【选穴】太阳、神庭、风池、大椎。

【操作】针刺上述穴位，出针后拔火罐，留罐15～20分钟。每日1次，痛止即止。

专家提醒

①睡眠过量或不足都会引起头痛，因此定时作息可改善头痛症状。

②在家里或上班时，试着做一些简单的运动，或将室内布置稍做改变，这样会减轻你的压力，从而远离头痛。

③如果经常运动，就可以远离头痛，因为运动可以减轻压力并增强体内的自然止痛力。

下篇　养生拔罐，病去一半

偏头痛

方法一：刺络罐法

【选穴】风池、印堂、太阳。

【操作】在所选穴位周围寻找静脉血管，用小号三棱针刺入，使流出紫暗色瘀血3～10毫升，血止后拔罐，留罐5～10分钟，起罐后用2%碘酒棉球消毒针孔。每周1次，3次为1个疗程。

方法二：针罐法

【选穴】天宗、太冲、三阴交、风池。

【操作】肝阳上亢型：先用泻法针刺太冲穴（患侧），而后刺天宗穴（患侧），挤出血1滴。气血虚弱型：先用补法针刺三阴交穴，而后刺天宗穴，挤出血1滴。气滞血瘀型：针刺天宗穴（患侧），挤出4～5滴。针刺后于天宗穴处拔火罐，留罐25～30分钟。太冲、三阴交、风池三穴只针刺，不拔罐。每周1次，6次为1个疗程。

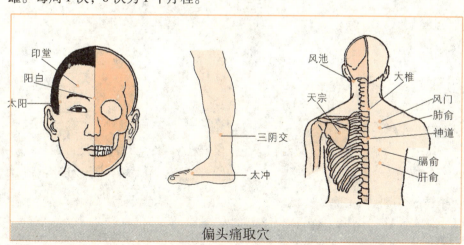

偏头痛取穴

方法三：火罐或刺络罐法

【选穴】风池、印堂、太阳、阳白。

【操作】火罐单罐法，留罐15～20分钟；刺络罐法，先用三棱针点刺各穴，以微出血为度，出针后拔罐，留罐10~15分钟。每日1次，10次为1个疗程，一般2~3次即可见效。

方法四：针罐法

【选穴】大椎、风门、肝俞、神道、肺俞。

【操作】患者取俯伏坐位，常规消毒穴位皮肤后，用毫针针刺各穴（每次取2~3穴），得气后留针15分钟，起针后用闪火法将罐吸拔在穴位上，留罐10~15分钟，隔日1次。头痛顽固者，宜采用挑针罐法吸拔穴位，留罐10~15分钟。

专家提醒

①头痛时，可在额头的太阳穴、两眉中间的印堂穴或后颈两侧的风池穴上擦些清凉油。

②头痛时，用盐擦擦舌头，同时喝点盐开水，可使头痛减轻。

③头痛时，在鼻孔内滴2~3滴捣碎的萝卜汁（一般应滴入头痛一侧的鼻孔内），可以立即见效。

神经衰弱

方法一：指罐法

【选穴】心俞、膈俞、肾俞，胸至骶段脊柱两侧的足太阳膀胱经循行线。

【操作】患者取俯卧位，充分暴露背部。医者先用拇指指腹在以上各穴进行往复重力按揉5次左右，然后在足太阳膀胱经循行线上用闪火法各吸拔4罐（均匀分布），留罐30分钟。每周2次，6次为1个疗程。

下篇 养生拔罐，病去一半

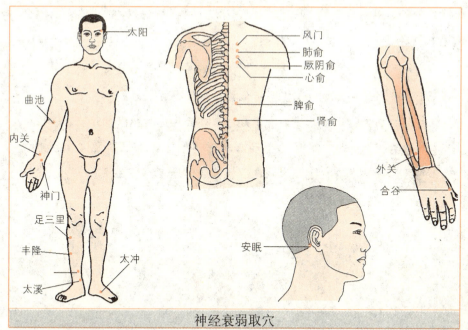

神经衰弱取穴

方法二：指罐法

【选穴】心俞、肾俞、膈俞、内关。

【操作】先用拇指按摩上述各穴 10～15 分钟，按压力以患者能承受为度，然后拔罐，留罐 15～20 分钟。每日 1 次，10 次为 1 个疗程，一般 1 个疗程可以见效。

方法三：针罐合刺络罐法

【选穴】主穴：神门、三阴交、内关。配穴：心肾不交型加心俞、肾俞、太溪，心脾两虚型加心俞、厥阴俞、脾俞、足三里，肝郁化火型加肝俞、曲池、太冲，痰热内扰型加丰隆、足三里、安眠。

【操作】患者取仰卧位，常规消毒穴位后，前两型用针罐法，后两型用刺络罐法，留罐 15～20 分钟。随证加减穴位，每日 1 次，10 次为 1 个疗程。

方法四：刺络罐法

【选穴】心俞、肾俞、脾俞、内关、三阴交、足三里。

【操作】先用三棱针点刺各穴，然后用闪火法将罐吸拔在点刺的穴位上，留罐 5 分钟。第一天先吸拔一侧穴位,第二天再吸拔另一侧穴位,两侧交替使用。每日 1 次,10 天为 1 个疗程。

专家提醒

①在拔罐的同时进行以上生活调摄,效果会更好。

②可利用生物反馈疗法和音乐疗法来减轻焦虑和紧张性疼痛。

③体育锻炼和适当的体力劳动有助于改善患者的躯体症状,太极拳、瑜伽等民间健身术有利于解除焦虑。神经衰弱患者均可选用。

▶ 失眠

方法一:留罐法

【选穴】心俞、脾俞、三阴交、足三里。

【操作】患者取坐位,用闪火法将小口径玻璃罐吸拔在穴位上,留罐 5 ~ 10 分钟。每日 1 次。

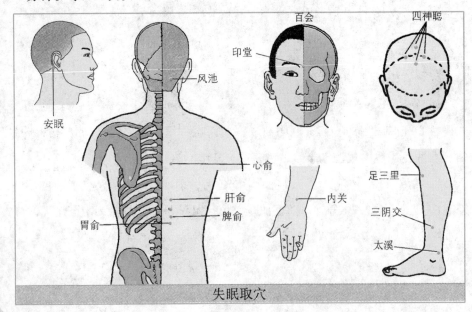

失眠取穴

方法二：刺络罐法

【选穴】风池、肝俞、心俞。

【操作】患者取坐位，对局部进行常规消毒后，用三棱针点刺上述各穴（双侧穴位交替使用），然后用闪火法将小口径玻璃罐吸拔在点刺部位，留罐5分钟。每日1次。

方法三：火罐法

【选穴】百会、内关、风池、印堂、四神聪、三阴交。

【操作】采用火罐单罐法，肝郁气滞配肝俞、胆俞、阳陵泉，营血不足配大椎、心俞、脾俞、曲池，肾阴亏虚配足三里、照海、太溪、大椎、曲池。用投火法，留罐15~20分钟。每日1次，10次为1个疗程。

方法四：针罐法

【选穴】心俞、肝俞、脾俞、胃俞、神门、三阴交。

【操作】患者取侧卧位，先针刺神门、三阴交穴，然后用闪火法将大小适中的火罐吸拔于心俞、脾俞、胃俞、肝俞穴，留罐20分钟。每日1次，10次为1个疗程。

方法五：留罐法

【选穴】三阴交、肝俞、心俞、脾俞、太溪、安眠。

【操作】患者取坐位，每次选用2~3个穴位，选用口径合适的玻璃火罐，以闪火法在上述穴位拔罐，留罐15分钟。每日1次，3次为1个疗程。

专家提醒

①生活应有规律，晚餐不宜吃得过饱，睡前不吸烟，不喝茶和咖啡。

②睡前用温水泡脚或洗个热水澡，会使你感到身心放松，易于入睡。

③床是用来睡觉的，如果在床上工作、阅读，甚至谈话，都会影响睡眠。

肩周炎

方法一：刺络罐法

【选穴】肩前、肩髃、肩贞、天宗。

【操作】以上各穴任选三个，用三棱针点刺出血后以闪火法拔罐，留罐5~10分钟，以局部皮肤出痧或潮红为度。隔日1次。

方法二：留罐法

【选穴】肩外俞、肩髃、臑俞。

【操作】患者取坐位或侧卧位（患肩在上），用闪火法将罐吸拔在穴位上，留罐20分钟。每日1次，5次为1个疗程。

方法三：刺络罐法

【选穴】肩髃、肩贞、臑俞、天宗、曲垣、肩外俞。

【操作】每次选用2~3个穴位，对局部皮肤进行常规消毒后，用三棱针迅速点刺3~5下，再用闪火法拔罐，留罐5~10分钟，以出血5~8毫升为宜。每日1次，15次为1个疗程。

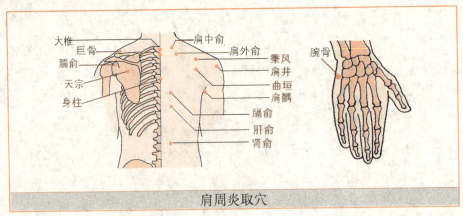

肩周炎取穴

方法四：火罐法

【选穴】①肩髃、臑俞、天宗、曲垣、巨骨、腕骨；②膈俞、肝俞、肾俞、肩外俞、秉风、肩贞。

【操作】上述两组穴位交替使用，每次选用一组。一穴双罐，留罐 10～15 分钟。每日 1 次，10 次为 1 个疗程。

> **专家提醒**
> ①拔罐治疗肩周炎有较好的疗效，同时配合按摩和针灸可缩短疗程。
> ②治疗期间要注意肩背部的保暖，积极开展肩背部的功能锻炼。

▶ 颈椎病

方法一：刺络罐法

【选穴】大椎、阿是穴、颈夹脊（位于项部正中线两侧，第 1～7 颈椎棘突下缘旁开 0.5 寸处，一侧七穴。）、肩井、天宗。

【操作】大椎、阿是穴用三棱针点刺放血，颈夹脊用皮肤针叩刺出血，以闪火法拔罐于上述部位以及肩井穴和天宗穴，留罐 5～10 分钟，每周 2 次。

方法二：循经走罐法

【选穴】阿是穴。

【操作】患者取俯卧位，以闪火法拔罐于颈部、颈肩部和背部疼痛部位，每周治疗 1～2 次，治疗总周期为 1 个月。本方法对于颈型颈椎病疗效较好。

方法三：刺络罐法

【选穴】大椎。

【操作】患者手扶椅背倒坐，充分暴露背部，消毒穴周皮肤后，用梅花针重力叩刺穴位，以局部轻度出血为度，然后用闪火法将大号火罐吸拔在叩刺的穴位上，留罐 10～15 分钟，使拔罐部位充血发紫，并拔出少量瘀血或黏液 5～10 毫升。隔 2 日 1 次，10 次为 1 个疗程。

方法四：留罐法

【选穴】颈夹脊、阿是穴、大椎、肩井、天宗、曲池、手三里、外关。

【操作】患者取坐位或俯卧位，颈痛拔颈夹脊、大椎、阿是穴，肩背痛加拔肩井、天宗穴，上肢麻痛加拔曲池、手三里、外关穴，留罐10～15分钟。每日1次，10次为1个疗程。

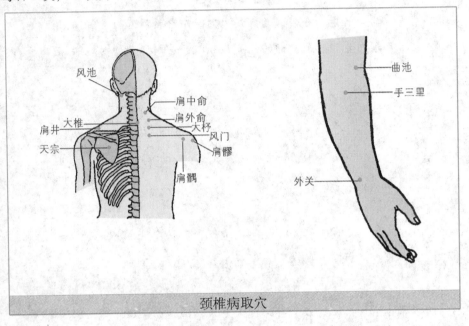

颈椎病取穴

方法五：刺络罐法

【选穴】大椎、大杼、肩髃、肩井、肩中俞、肩外俞。

【操作】先用梅花针在上述各穴叩刺3～5下，以皮肤发红、有少量出血点为度。叩刺后拔罐，留罐15～20分钟，以拔出瘀血为宜。隔日1次，7次为1个疗程，每个疗程之间间隔5天，3～4个疗程有显效。

【专家提醒】

①防止颈部外伤，避免慢性颈椎劳损。长期伏案者要注意多做颈部活动。

②日常生活中要保持颈部的正确姿势，不做强度过大的动作，不做剧烈的扭转。

③寒冷季节要注意颈部的防寒保暖。

④睡眠用枕要高低适中，过高过低皆不相宜。

▶ 腰肌劳损

方法一：刺络罐法

【选穴】阿是穴、委中。

【操作】患者取俯卧位，暴露腰部及下肢，常规消毒穴位皮肤后，用皮肤针重叩出血，然后用闪火法将罐吸拔在叩刺部位上，留罐10~15分钟。每日或隔日1次。

方法二：火罐法

【选穴】肾俞、腰阳关、委中、命门、阿是穴。

【操作】患者取俯卧位，用闪火法将罐吸拔在穴位上，留罐10~15分钟。每日或隔日1次。

方法三：留罐法

【选穴】肾俞、腰阳关、委中、大肠俞。

【操作】患者取坐位或俯卧位，用闪火法将中等大小的火罐吸拔在穴位上，留罐5~10分钟。每日1次，15次为1个疗程。

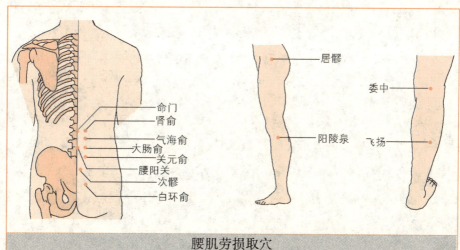

腰肌劳损取穴

方法四：针罐法

【选穴】肾俞、气海俞、白环俞、次髎、居髎、阳陵泉、飞扬。

【操作】在上述部位消毒后,用毫针针刺,起针后,用闪火法拔罐。

专家提醒

①治疗期间应注意保暖,避免受风寒。

②注意休息,不要过于劳累。

③平时注意加强腰背肌锻炼。

风湿性关节炎

方法一：留罐法

【选穴】膻中、中脘、关元、章门、肝俞、肾俞、三阴交、足三里、阿是穴。

【操作】采用留罐法,在穴位上用闪火法拔罐,留罐20分钟。每日1次,15次为1个疗程。本法适用于痹证日久,正气虚弱,气血阴阳不足者。

方法二：针罐法

【选穴】大椎、肝俞、肾俞、关元、膝眼、阳陵泉、昆仑、阿是穴。

【操作】对上述穴位进行常规消毒后,用毫针针刺,再用闪火法拔罐。

方法三：走罐合留罐法

【选穴】主穴：背部督脉走行区，重点为大椎、风门、心俞、脾俞、三焦俞等穴。配穴：颈椎关节疼痛剧烈者加天柱、风池、完骨，肩关节疼痛剧烈者加极泉、肩髃、肩峰、天宗，肘关节疼痛剧烈者加小海、肘髎、手三里、曲池，膝关节疼痛剧烈者加曲泉、委中、鹤顶、膝眼、犊鼻，踝关节疼痛剧烈者加商丘、申脉、照海、太溪。

【操作】采用走罐法，在背部涂抹上润滑油，用闪火法将玻璃火罐吸拔在背部，并上下移动走罐，以皮肤出现红晕为度。每日1次，15次为1个疗程。配穴可采用留罐法。

下篇　养生拔罐，病去一半

特效刮痧拔罐速查图典

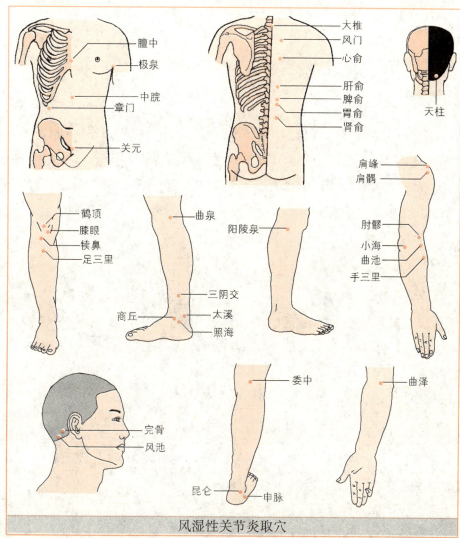

风湿性关节炎取穴

> **专家提醒**
>
> ①居住的房屋应向阳、通风、干燥，保持室内空气新鲜。床铺要平整，被褥应轻暖干燥，常常洗晒。不要在风口处睡卧。
>
> ②洗脸水要用温水，晚上临睡前用热水泡脚，热水应能浸至踝关节以上，时间在15分钟左右，以促进下肢血液循环。

月经失调

方法一：针罐法

【选穴】主穴：关元、气海。配穴：月经先期配归来，月经后期配天枢、气海，月经先后无定期配膈俞、肝俞、乳根、归来、血海。

【操作】用毫针针刺上穴，月经先期施以泻法，月经后期施以补法，月经先后无定期施以平补平泻法，针上加罐，留罐15分钟。每日或隔日1次，5次为1个疗程。

方法二：火罐合针罐或刺络罐法

【选穴】①肾俞、脾俞、三阴交、期门；②肝俞、关元、气海俞、气海。

【操作】两组穴位交替使用，每次选用一组。用火罐单罐法，留罐15～20分钟。虚证用罐后加温灸，亦可用留针拔罐法；实证用刺络罐法。每日或隔日1次。

方法三：留罐法

【选穴】气海、气穴、三阴交。

【操作】患者取坐位，用投火法将中号火罐吸拔在穴位上，留罐10～15分钟。每日1次。

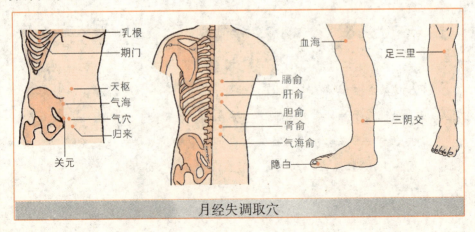

月经失调取穴

下篇　养生拔罐，病去一半

方法四：艾灸罐法

【选穴】主穴：气海、关元、三阴交。配穴：脾俞、肾俞、隐白。

【操作】主穴每日拔罐1次，留罐15~20分钟，起罐后用艾条温灸5分钟。配穴隔日拔罐1次，留罐15~20分钟。5次为1个疗程。

专家提醒

①经期忌食生冷、辛辣等刺激性食物。

②经期应注意保暖，避免受寒，不要淋雨、涉水等。

③保持精神愉快，避免精神刺激。

子宫脱垂

方法一：火罐法

【选穴】天枢、肺俞、心俞、灵台、肝俞、脾俞、胃俞。

【操作】患者先取俯卧位，用闪火法将火罐吸拔在背部穴位上，留罐15~20分钟。起罐后翻身取仰卧位，用闪火法将罐吸拔在天枢穴，留罐15~20分钟。每日1次，10次为1个疗程。

方法二：灸罐法

【选穴】主穴：①神阙、气海、关元、归来；②脾俞、命门、肾俞、八髎。配穴：百会。

【操作】先在主穴拔罐15分钟，起罐后神阙隔盐灸，其他穴位温灸，每穴灸10分钟（百会只灸不拔罐）。两组穴位交替使用，每次选用一组。隔日1次，10次为1个疗程。

方法三：留罐法

【选穴】气海、关元、足三里。

【操作】采用留罐法，患者取坐位或仰卧位，用闪火法将中号火罐吸拔在穴位上，留罐5~10分钟。每日1次。

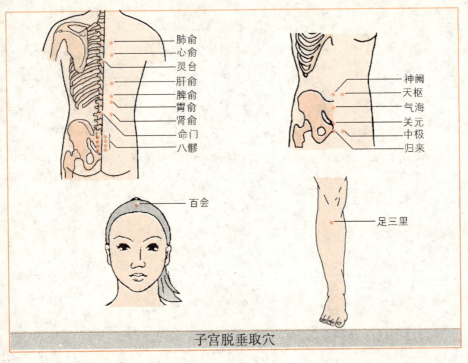

子宫脱垂取穴

方法四：火罐合艾灸法

【选穴】气海、关元、中极、归来、百会。

【操作】用闪火法将罐具吸拔在气海、关元、中极、归来四穴上，留罐15~20分钟；在留罐的同时，点燃艾条对百会穴进行温灸（不拔罐），至头顶有温热感为止。每日1次，10次为1个疗程。

专家提醒

①产后需多卧床，防止子宫后倾。

②分娩后1个月内应避免增加腹压的劳动。

③哺乳时间不宜过长。

下篇　养生拔罐，病去一半

▶ 妊娠剧吐

方法一：留罐法

【选穴】中脘、内关、内庭。

【操作】患者取坐位，用闪火法将中号火罐吸拔在穴位上，留罐5~15分钟。每日1次。

方法二：刺络罐法

【选穴】大椎、肝俞、脾俞、身柱、胃俞。

【操作】患者取俯卧位，常规消毒穴位皮肤后，以三棱针轻轻点刺穴位，然后用闪火法将罐吸拔在点刺的穴位上，留罐10分钟。每日1次。

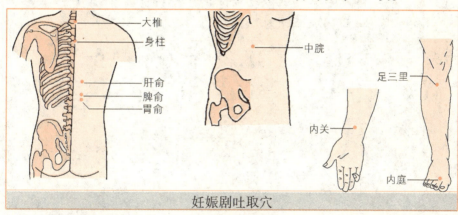

妊娠剧吐取穴

方法三：刺络罐法

【选穴】大椎、足三里。

【操作】以梅花针叩刺此两穴，反复刺激，以皮肤出现浅出血点为度，然后在穴位上拔罐，留罐10~15分钟。每2~3日1次。

> **专家提醒**
> ①对于妊娠剧吐的孕妇，最重要的是做好精神安慰，帮助患者解除顾虑。
> ②注意饮食，选择适合孕妇口味，易于消化，富含糖类、维生素及蛋白质的食物，避免油腻食物，并做到少食多餐。

更年期综合征

方法一：针罐法

【选穴】肝俞、脾俞、肾俞、气海、关元。

【操作】取上穴，针刺得气后，用闪火法拔罐于针刺处，留罐10～15分钟，阴虚者加刺三阴交、复溜等穴，阳虚者加灸命门。隔日1次，10次为1个疗程。

方法二：刺络罐法

【选穴】①大椎、三阴交、心俞、脾俞；②风池、阳陵泉、肝俞、肾俞。

【操作】采用梅花针叩刺后拔罐法，留罐20分钟。两组穴位交替使用，每次选用一组。每日1次，5次为1个疗程。

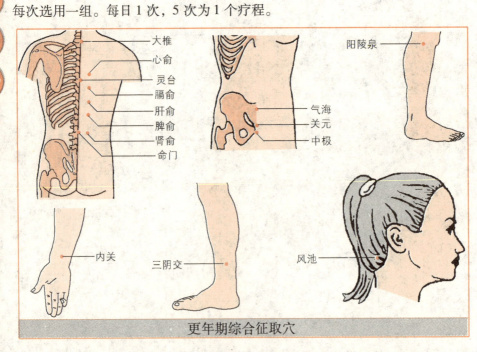

更年期综合征取穴

方法三：指罐法

【选穴】①心俞、膈俞、肾俞、肝俞；②气海、中极、命门、内关。

【操作】先在各穴用拇指或中指点按3～5分钟，以局部有酸胀感为度，

下篇　养生拔罐，病去一半

按后拔罐，留罐 20～25 分钟。两组穴位交替使用，每次选用一组。每日 1 次，5 次为 1 个疗程，每个疗程之间间隔 3 天。

专家提醒

①解除思想顾虑，不要有任何恐惧与忧虑。

②定期去医院体检，发现病情及早治疗。

③加强营养，多做户外运动。

④多吃富含雌激素的食物。

▶ 阳痿

方法一：留罐法

【选穴】脾俞、中极、命门、足三里。

【操作】患者取坐位，用闪火法将中号玻璃火罐吸拔在穴位上，留罐 5～10 分钟。双侧穴位交替使用。每日 1 次。

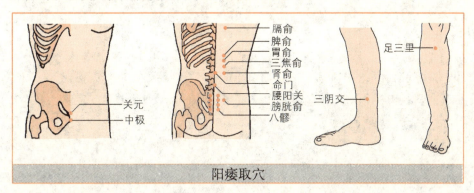

阳痿取穴

方法二：火罐法

【选穴】肾俞、膀胱俞、三焦俞、八髎、足三里。

【操作】采用火罐单罐法，将罐吸拔在上述穴位上，留罐 20 分钟。每日 1 次，10 次为 1 个疗程。

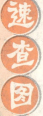

特效刮痧拔罐速查图典

方法三：留罐法

【选穴】肾俞、关元、命门、三阴交。

【操作】患者取坐位，用投火法将中口径玻璃火罐吸拔在穴位上，留罐5~10分钟。双侧穴位交替使用。每日1次。

方法四：艾灸罐法

【选穴】膈俞、胃俞、肾俞、命门、腰阳关、关元、中极。

【操作】上述各穴每次选用3~4个，交替使用。先拔罐，留罐15~20分钟，起罐后用艾条温灸10分钟，以局部皮肤有温热感为度，加灸百会穴效果更佳。

> 专家提醒
>
> ①多数阳痿是因为心理因素造成的，应先解决心理问题。
> ②注意休息，保证充足的睡眠，不要过于劳累。

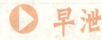

早泄

方法一：留罐法

【选穴】脾俞、中极、命门、足三里。

【操作】患者取坐位，用闪火法将中号玻璃火罐吸拔在穴位上，留罐5~10分钟。双侧穴位交替使用。每日1次。

方法二：火罐法

【选穴】命门、肾俞、关元、中极、足三里、三阴交、太溪。

【操作】以火罐单罐法吸拔上述穴位，留罐10~15分钟。每日或隔日1次。

方法三：留罐法

【选穴】肾俞、关元、命门、三阴交。

【操作】患者取坐位，用投火法将中口径玻璃火罐吸拔在穴位上，留罐

下篇 养生拔罐，病去一半

5~10分钟。双侧穴位交替使用。每日1次。

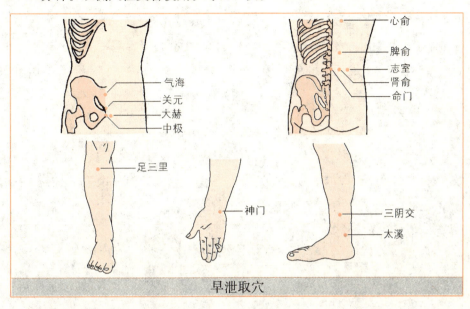

早泄取穴

方法四：火罐法

【选穴】①中极、气海、关元、大赫、三阴交；②心俞、肾俞、志室、神门。

【操作】将罐具吸定于穴位后留罐20分钟，起罐后加艾条温灸效果更佳。两组穴位交替使用，每次选用一组。每日1次，7次为1个疗程。

━━ 专家提醒 ━━

①提高身心素质，增强意念控制能力。

②注意调整情绪，尽量消除担心女方怀孕，或担心性器官过小、性能力不强等而产生的紧张、自卑和恐惧心理。在性生活时更要放松。

▶ 小儿腹泻

方法一：火罐法

【选穴】脾俞、胃俞、大肠俞、足三里、天枢、中脘。

【操作】患儿取俯卧位，选择适当大小的火罐，用闪火法轻轻将其吸拔于脾俞、胃俞、大肠俞，留罐5～10分钟，至皮肤出现红色瘀血现象时起罐。改变体位后，用同样的方法在足三里、天枢、中脘拔罐。隔日1次，6次为1个疗程。

方法二：水罐法

【选穴】神阙。

【操作】患儿先取侧卧位，在大小适中的玻璃火罐内灌入1/3的温水（可加入姜汁、蒜汁），以闪火法将罐吸拔在神阙穴上，然后改仰卧位，留罐2～5分钟。每日1次。

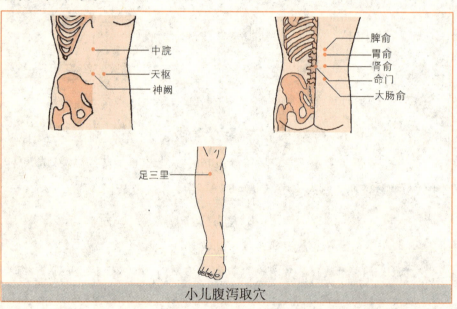

小儿腹泻取穴

方法三：火罐或刺络罐法

【选穴】神阙、中脘、脾俞、胃俞、肾俞、命门。

【操作】采用火罐单罐法，用闪火法将罐具吸拔在各穴上，留罐10～15分钟。或用刺络罐法在各穴位上拔罐（神阙穴除外）。每日1次，5次为1个疗程。

> 专家提醒
>
> ①在拔罐治疗期间，患儿应忌食生、冷、辛、辣食物，少食肥甘厚味。
> ②多做户外活动，加强体育锻炼。

▶ 小儿肺炎

方法一：火罐或刺络罐法

【选穴】大椎、身柱、肺俞、膏肓、曲池、定喘。

【操作】采用火罐单罐法或刺络罐法，留罐 5～10 分钟。每日 1 次，连拔 3 日。

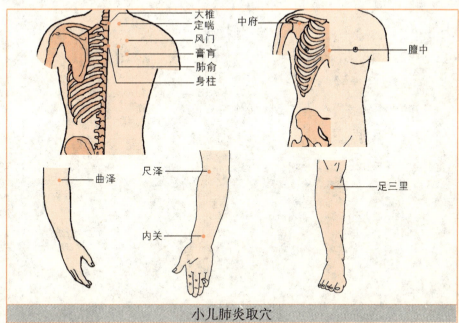

小儿肺炎取穴

方法二：火罐法

【选穴】肩胛骨下部（双侧）。

【操作】采用火罐单罐法，留罐5～10分钟（要避免起疱）。每日1次，5次为1个疗程。若肺部湿啰音明显，且局限于单侧，可单独在患侧拔罐。

方法三：刺络罐法

【选穴】大椎、风门、肺俞、曲池、尺泽。

【操作】患儿取俯卧位，常规消毒穴位皮肤后，先用三棱针在穴位上点刺，然后用闪火法将罐吸拔在点刺的穴位上，留罐3～5分钟。每日1次，10次为1个疗程。

方法四：火罐法

【选穴】主穴：中府、定喘、肺俞、风门。配穴：高热配大椎、曲池，胸痛配内关，腹胀配足三里。

【操作】用闪火法将罐具吸拔在各穴上，留罐10～15分钟。每日1次，10次为1个疗程。

▎专家提醒▎

①治疗期间患儿应充分休息，增加营养，食物宜清淡、易消化，多饮水，保暖防寒，避免感冒。

②小儿肺炎不可轻视，急性发作期必须送医院治疗，用抗生素消炎；待病情稳定后用拔罐疗法，以减轻症状，促进康复。

▶ 小儿厌食症

方法一：留罐合点刺法

【选穴】脾俞、胃俞、命门、神阙、四缝。

【操作】患儿取俯卧位，选择合适口径的玻璃火罐，以闪火法吸拔于双侧脾俞、胃俞、命门上，留罐5～10分钟。起罐后，患儿取仰卧位，在神阙拔罐，然后以三棱针点刺四缝，以挤出少量白色黏液或血液为度。每日或隔日1次，治疗期间，嘱家长不予零食。

方法二：留罐法

【选穴】胃俞、内庭、足三里。

【操作】患儿取坐位，用闪火法将中号火罐吸拔在穴位上，留罐5～10分钟。每日1次。

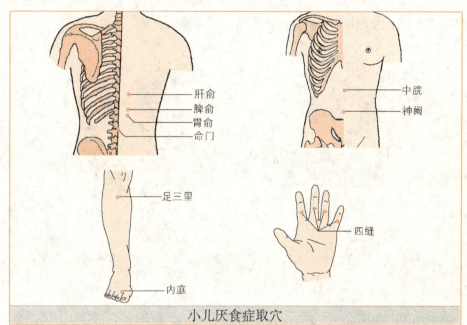

小儿厌食症取穴

方法三：留罐法

【选穴】中脘、神阙、脾俞、肝俞、胃俞、足三里。

【操作】患儿取坐位，用闪火法将适当大小的火罐吸拔在穴位上，留罐10～15分钟，至皮肤出现红色瘀血或潮红现象为止。每日1次，10次为1个疗程。

> **专家提醒**
>
> ①调节饮食，是预防和治疗小儿厌食症的重要措施。
> ②定时进食，禁止吃零食，饮食要有规律。
> ③注意饮食卫生，防止挑食，纠正偏食。

小儿遗尿

方法一：指罐合艾灸法

【选穴】肾俞、中极、关元、曲骨。

【操作】先用一拇指按压上述各穴 5～10 次（逐渐加力），然后在穴位上拔火罐，留罐 5～10 分钟；或拔罐后再艾灸肾俞、关元。每日 1 次。

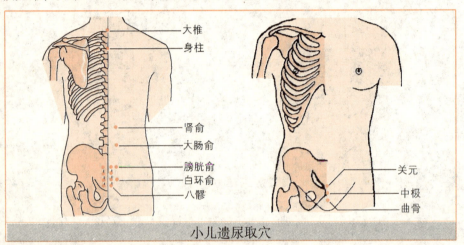

小儿遗尿取穴

方法二：针罐法

【选穴】腰骶部足太阳膀胱经第一侧线、督脉。

【操作】患儿取俯卧位，暴露腰骶部，常规消毒皮肤后，以皮肤针轻叩腰骶部膀胱经第一侧线和督脉，以皮肤潮红为度，然后加拔火罐，肺脾气虚型加拔肺俞、脾俞，肾虚型加拔肾俞。每日 1 次，10 次为 1 个疗程，每个疗程之间间隔 5 日。

方法三：火罐法

【选穴】①大椎、肾俞、膀胱俞、中极；②身柱、白环俞、大肠俞、八髎。

【操作】用闪火法拔罐，留罐 10～15 分钟。两组穴位交替使用，每次选用一组。每日 1 次，5 次为 1 个疗程，一般 2～3 次即可见效，1 个疗程可痊愈。

下篇 养生拔罐，病去一半

专家提醒

①夜间家长定时叫醒患儿起床排尿，有助于提高疗效。

②注意临睡前少饮水，并排空小便。

③家长要消除孩子的紧张和恐惧心理，不要因尿床而打骂孩子。

▶ 过敏性鼻炎

方法一：留罐法

【选穴】肺俞、风门。

【操作】患者取坐位，用闪火法将中号火罐吸拔在穴位上，留罐 5~10 分钟。每日 1 次。

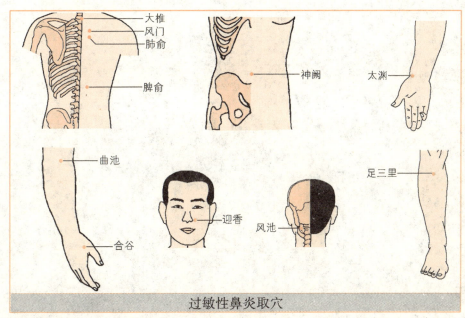

过敏性鼻炎取穴

方法二：火罐合艾灸法

【选穴】风池、肺俞、神阙、迎香。

【操作】先用闪火法将罐具吸拔在各穴上，留罐15~20分钟；起罐后在神阙穴加艾条温灸10分钟。每日1次，7次为1个疗程。

方法三：火罐或真空罐法

【选穴】迎香、风池、风门、肺俞、脾俞、太渊、足三里。

【操作】在发作期，先行针刺风池、迎香、肺俞、脾俞、太渊、足三里，得气后留针，然后用火罐或真空罐抽气法将罐吸附于肺俞、脾俞和足三里。在缓解期，取双侧风门、肺俞、足三里、脾俞，用火罐或真空罐抽气法将罐吸附于穴位上。

方法四：刺络罐法

【选穴】大椎（其两侧旁开0.5寸处也可作为挑刺点，这三点交替应用）、合谷、肺俞、足三里、风池、曲池。

【操作】每次取两个穴位，先用三棱针挑刺穴位，然后用闪火法将罐吸拔在穴位上，留罐10~15分钟。每周2次，症状缓解后改为每周1次，5次为1个疗程，每个疗程之间间隔1周。

专家提醒

①经常参加体育锻炼，以增加抵抗力。

②注意不要骤然进出冷热悬殊的环境。

③常做鼻部按摩，如长期用冷水洗脸更好。

 慢性咽炎

方法一：刺络罐法

【选穴】大椎、肺俞、阴谷、下巨虚、照海。

【操作】先用三棱针点刺上述各穴，然后拔罐15~20分钟，以每穴吸出少许血液为佳。隔日治疗1次，10次为1个疗程。

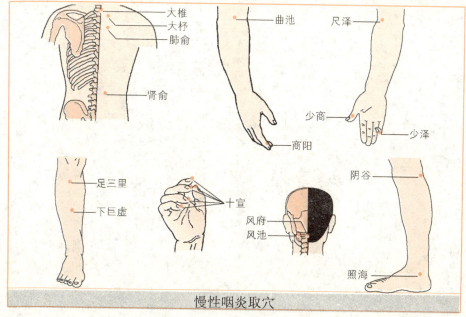

慢性咽炎取穴

方法二：火罐法

【选穴】主穴：大椎、肺俞、肾俞、曲池、足三里。配穴：尺泽、少商、商阳。

【操作】用闪火法在主穴上拔罐，留罐15~20分钟。若伴有咽喉红肿充血，用酒精棉球消毒局部皮肤，用三棱针点刺尺泽、少商、商阳三穴，放血2~3滴。每日1次，10次为1个疗程。

方法三：刺络罐法

【选穴】大杼、风池、肺俞、肾俞。

【操作】患者取俯卧位，常规消毒穴位皮肤后，用三棱针点刺各穴出血，然后以闪火法将罐吸拔在穴位上，留罐15~20分钟。病情重者配少泽、少商、十宣穴，点刺出血1~3滴。隔日1次，10次为1个疗程。

专家提醒

①保持室内空气流通，湿润清洁。

②少食煎炸和刺激性的食物。

③避免过多讲话，注意休息，多饮白开水。